MICRO
TRAUMAS

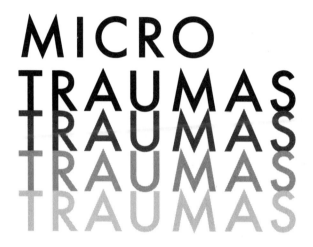

MICRO TRAUMAS

RECONOCE Y COMBATE LOS DEVASTADORES EFECTOS DE LAS PEQUEÑAS HERIDAS COTIDIANAS

Dra. MEG ARROLL

Traducción de Elena Preciado

Grijalbo

Papel certificado por el Forest Stewardship Council®

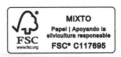

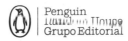

Título original: *Tiny Traumas*

Primera edición: marzo de 2024

© 2023, Meg Arroll
Publicado por acuerdo con Dorie Simmonds Agency Ltd.,
a través de A.C.E.R. Agencia Literaria
© 2023, derechos de edición mundiales en lengua castellana:
Penguin Random House Grupo Editorial, S. A. de C. V.
Blvd. Miguel de Cervantes Saavedra núm. 301, 1er piso,
colonia Granada, alcaldía Miguel Hidalgo,
C. P. 11520, Ciudad de México
© 2024, Penguin Random House Grupo Editorial, S. A. U.
Travessera de Gràcia, 47-49. 08021 Barcelona
© 2023, Elena Preciado, por la traducción

Printed in Spain – Impreso en España

ISBN: 978-84-253-6622-2
Depósito legal: B-652-2024

Compuesto en Promograff - Promo 2016 Distribucions

Impreso en Rotativas de Estella, S. L.
Villatuerta (Navarra)

GR 6 6 2 2 2

A mi padre, una persona maravillosamente noble y buena.

Cómo te echo de menos…

Índice

Introducción

No es nada importante, nada grave… y no entiendes muy bien la razón… pero de algún modo… todavía te sientes… «poco»: poco impresionante, poco valorado, poco amado. Tienes una familia bastante buena, un trabajo que no está mal (es trabajo, al fin y al cabo), un grupo de amigos bastante agradable. Hay comida en la mesa, tienes un techo y no te falta afecto… así que, en la jerarquía de necesidades, estás bien. Pero, de alguna forma, no te sientes del todo f-e-l-i-z. ¿Y no es esa la meta que establece la «sociedad» tanto si la refuerzan los padres como los maestros, los amigos, el ambiente laboral o casi cualquier lugar a donde mires.

No ha pasado nada muy malo en tu vida…, pero ahí está la cosa: nos enseñan a ignorar los «microtraumas» que de manera gradual e insidiosa dejan un espacio hueco, con su trasfondo de melancolía constante y ramalazos persistentes de ansiedad, todo envuelto en una película de Instagram de la vida perfecta de otras personas.

La mayoría de mis pacientes no sufrió ningún trauma fuerte durante la infancia, como abuso físico o sexual, vivir en zona de guerra o experimentar la muerte de un padre (o cuidador principal). Pero siempre hay pequeñas marcas y baches en el camino que dejan una impresión. Pequeñas heridas, hechas de forma casi imperceptible por las normas sociales dominantes que nos enseñan a «mantener la calma y seguir adelante», que se acumulan en lo profundo de nuestro centro emocional y se suman como los intereses de una tarjeta de crédito. Con el tiempo, esa colección de sedimentos psicológicos afecta a nuestro bienestar y, aunque tal vez no nos consuma del todo (todavía), muchos sentimos su atracción gravitacional hacia la fatiga, ansiedad y falta de confianza. Ignorar los microtraumas, los traumas de «t» pequeña o minúscula, entraña un riesgo, ya que, sin control, pueden conducir a muchos de nuestros problemas de salud física y mental actuales.

Por fortuna, la mayoría no experimentamos macrotraumas; es decir, traumas con «T» grande o mayúscula, o múltiples traumas y abusos que tal vez darían lugar a enfermedades psicológicas. Perderemos seres queridos, cerca de la mitad de nosotros se divorciará y muchos sufriremos heridas físicas o enfermedades... Todos sabemos que los macrotraumas tienen la capacidad de generar problemas mentales diagnosticables como ansiedad y depresión. Sin embargo, eso no explica lo que veo en mi práctica diaria. En realidad, son las experiencias más sutiles, como la falta de sintonía entre padres e hijos, el acoso de los amigos-enemigos, la humillación en el aula, la inestabilidad causada por frecuentes cambios geográficos (cambios de escuelas y trabajos), la cultura del logro o la lucha constante por llegar a fin de mes las que dan como resultado un sentimiento de «¿para qué lo intento?». El problema es que sentirse un poco mal la mayor parte del tiempo, languidecer, la ansiedad con alta funcionalidad y el perfeccionismo desadaptativo no son síntomas que tu médico de cabecera diagnostique o trate. No se ajustan a los criterios limpios y ordenados de las enciclopedias médicas, y cuando tu médico te pregunta si te ha sucedido algo importante en tu vida durante el último año, por lo general la respuesta es «no». Por lo tanto, la gente queda a la deriva en el mar de una existencia donde no ocurre nada lo bastante grave, pero algo nos va minando por dentro, solo porque no reconocemos el efecto insidioso de los microtraumas.

Suelo referirme a los microtraumas solo como «Micro Ts», porque esa experiencia universal tiene el derecho de formar parte del lenguaje común del día a día. Porque son las pequeñas cosas diarias las que hacen que la vida importe, pero también son las que chupan nuestra vitalidad, chispa y potencial. Sin embargo, si somos conscientes de nuestros Micro Ts, podemos usarlos a nuestro favor construyendo una robusta inmunidad psicológica que nos protegerá del devastador impacto de futuros Micro Ts.

Tú eres importante. Escúchame: lo eres. Mucho más de lo que ahora crees. Y al final de este libro no solo empezarás a creerlo: también tus ansiedades y frustraciones diarias comenzarán a esfumarse. Hazme caso, soy psicóloga, pero no del tipo que te imaginas. No hay un sofá, no tengo barba ni voy a juzgarte, ya que no hay vergüenza en nuestras experiencias, en nuestros errores, ni siquiera en nuestros pensamientos más oscuros. Este libro es sobre lo que sé que es verdad gracias a mis más de veinte años de experiencia en investigación y práctica. Todas las personas con las que he trabajado tienen algún tipo de Micro T y hay innumerables ejemplos. Las consecuencias de los Micro Ts surgen y se presentan de formas reconocibles, y en este libro te hablaré del grupo de «Micro T-emas» que he identificado. Uso el término «Micro T-emas» porque no son enfermedades o trastornos médicos *per se*, pero afectan a personas con patrones comunes. Tal vez uno o más de estos temas te parezca familiar y sientas que eres el único que lo sufre, pero justo aquí y ahora quiero que sepas que estos Micro T-emas, males, problemas (o como quieras llamarle al conjunto de señales, signos y sínto mas de cada capítulo), son muy comunes en realidad. Dado que no tenemos definiciones médicas, no puedo darte porcentajes o cifras exactas sobre cuántas personas se sienten de esta manera, pero por mi experiencia y observaciones te diré algo: si no tienes problemas con algún Tema de los Micro Ts, alguien que conoces, quizá muy cercano, sí los tiene.

Al guiarte a través de los puntos críticos de los Micro Ts (como el pánico de grado leve, nunca sentirte lo bastante bueno o incluso temas de salud como el insomnio, el aumento de peso o la fatiga crónica), te daré formas prácticas y tangibles de afrontar estos problemas para que retomes el control de tu vida y dejes de ser esclavo de los Micro Ts. En estos días no es fácil acceder a servicios psicológicos, pero sí sabemos, gracias a las investigaciones, que la biblioterapia, lo que estás haciendo justo ahora al leer este libro, te ayuda a reducir síntomas.

Como todos debemos encarar problemas difíciles de la vida, que son tanto complejos como cotidianos, lo haremos tan simple y fácilmente como sea posible. Para ello usaremos mi método de tres pasos centrado en soluciones:

LA ESTRATEGIA CAA

- **Paso 1: Conciencia.** Descubrir tu constelación particular de Micro Ts y cómo afectan a tu experiencia para tomar el control de tu vida.
- **Paso 2: Aceptación.** Con frecuencia, esta es la parte más difícil del proceso y la que más gente lleva a cuestas sin llegar a superar. Sin embargo, sin la aceptación, los Micro Ts seguirán influyendo de manera negativa en tu vida actual.
- **Paso 3: Acción.** Pero la aceptación no es suficiente: debes dar pasos para crear de manera activa la vida que deseas.

Es importante, al menos mientras te familiarizas con el proceso, que sigas los pasos en orden. A menudo veo personas muy frustradas porque han ido directamente a la parte de técnicas de acción, lo cual es como poner una tirita sobre un feo rasguño sin lavarlo primero: la suciedad y la tierra quedan atrapadas y con el tiempo causan una infección, lo que te deja con problemas más graves que la lesión inicial. De manera similar, sin generar primero una toma de conciencia sobre los Micro Ts y cultivar la aceptación de lo que ha pasado en tu vida, el beneficio de entrar en acción, con frecuencia, es de corta duración. Por otro lado, algunas personas tienen mucha conciencia, en particular, quienes han probado ya distintas técnicas psicológicas y de autoayuda, pero pasan de la conciencia a la acción sin trabajar la etapa de aceptación. Esto no es un fallo individual; vivimos en sociedades aceleradas y de gratificación inmediata, por lo que tiene sentido que todos queramos una solución de dos minutos compatible con TikTok. Pero, como con cualquier habilidad, una vez que te acostumbras al proceso, se te hará más fácil moverte por las etapas y te harás un maestro de la CAA.

Última nota antes de empezar. Una de las preguntas que más me hacen es «¿cuánto tiempo tardaré?». La única respuesta adecuada: es diferente para cada uno. Así como sanar de manera física lleva tiempo, la recuperación emocional y psicológica necesita espacio y tiempo para suceder. Cuanto más profunda sea la herida, o mayor número y grado de Micro Ts sufras, en este caso, tal vez necesites más trabajo en tu recuperación. Y es trabajo (en realidad, esfuerzo), pero te aseguro que vale la pena. Porque tú vales la pena.

Esto nos lleva a una realidad un tanto dura: los Micro Ts no son culpa tuya, pero tú eres el único que puede hacer algo al respecto. Pero justo ahora acabas de dar el primer paso vital para afrontar las dificultades generalizadas que veo cada semana y estaré contigo en este viaje. No estás solo.

Así que comenzaré ofreciéndote un poco más de información sobre qué son los Micro Ts y por qué importan, para que empieces a tomar conciencia y demos inicio así al proceso general de la estrategia CAA.

1

El microtrauma
y por qué importa

En este capítulo exploraremos:

- Cómo afecta el trauma a la salud mental y física.
- La diferencia entre Macro T y Micro T.
- Las muchas y variadas fuentes de Micro T.
- El sistema inmunitario psicológico.
- Cómo usar los Micro Ts como anticuerpos psicológicos.

En este primer capítulo veremos las diferencias entre Macro T y Micro T, ya que cada experiencia que vivimos nos moldea, no lo podemos negar. Es útil definirlos porque explican las razones por las que muchos nos sentimos un poco mal la mayor parte del tiempo. También veremos una serie de fuentes de Micro Ts, con ejemplos reales, para dar contexto a ese tipo de ataques emocionales, que por lo general se esconden a simple vista. De hecho, por eso pueden ser muy dañinos.

La psicología es una disciplina relativamente nueva que solo se ha estudiado con métodos sólidos en el último siglo, así que es hasta cierto punto comprensible que no haya desentrañado antes los traumas de bajo nivel. El primer paso es observar lo que pasa a nivel de «planta baja», por así decirlo, y asegurarse de que lo estudiado e investigado sea un reflejo claro de la vida de las personas. Puedes compartir tus ejemplos con los *hashtags* #tinyt, #microt o #traumacontminuscula para ayudar a otros a sentirse menos aislados en sus experiencias y agregar información a los estudios. Pero empecemos ya.

MACRO T Y SALUD

Hasta hace poco, los investigadores y los psicólogos tendían a centrarse en los acontecimientos negativos significativos que ocurrían en la vida de las personas. Tiene sentido porque son los causantes de enfermedades psicológicas graves por las que la gente busca ayuda profesional. Es el caso de, por ejemplo, trastornos de salud mental que limitan la vida (y en ocasiones la ponen en peligro de manera muy dolorosa), tales como depresión, ansiedad generalizada, trastorno de estrés postraumático y muchos otros, documentados en la biblia de la salud mental llamada *Manual Diagnóstico y Estadístico de los Trastornos Mentales* (DSM, por sus siglas en inglés). En esta y en versiones anteriores, un Macro T era una característica de muchas de las enfermedades enumeradas. El Macro T es una situación atroz y obvia que con frecuencia conduce a problemas de salud física y mental. Se consideran Macro T situaciones como las siguientes: vivir en una zona de guerra; sufrir abuso sexual, físico o emocional en la infancia; ser víctima de una violación o una agresión sexual; quedar atrapado en desastres naturales como incendios, terremotos, tornados y huracanes, o estar en el extremo receptor de actos de violencia como un robo a mano armada o terrorismo.

En la quinta versión más actualizada del DSM (conocida como DSM-5) hay 157 trastornos diagnosticables separados, cerca de un 50 % más que cuando se publicó por primera vez en 1952. ¿Significa que como humanos hemos desarrollado muchas más enfermedades de salud mental? Yo diría que tal vez algunas, pero vamos mejorando en reconocer y definir la experiencia humana y el sufrimiento. Además, ahora somos conscientes de que otros hechos (muchos de los cuales son más comunes) también pueden conducir a problemas emocionales y funcionales.

ACONTECIMIENTOS IMPORTANTES DE LA VIDA QUE LA MAYORÍA EXPERIMENTAREMOS EN ALGÚN MOMENTO

Por fortuna, la mayoría no experimentaremos los sucesos graves de los Macro Ts, pero en algún momento todos perderemos a seres queridos, muchos nos divorciaremos e incluso las ocasiones alegres pueden resultar muy estresantes (un nacimiento, bodas, Navidad). Los psiquiatras Thomas Holmes y Richard Rahe denominaron a estas ocasiones «acontecimientos importantes de la vida». Los dos médicos estudiaron de manera minuciosa cinco mil grupos de notas médicas para ver si las experiencias de vida estresantes de los pacientes se relacionaban con problemas de salud posteriores. Compilaron una lista de acontecimientos, desde los más traumáticos (muerte de un cónyuge) hasta algo menos significativo, pero estresante, como una infracción menor de la ley (¿quién no ha recibido una multa de tráfico?), adjuntando a cada uno puntos o «unidades de cambio de vida». Además de la gravedad de los acontecimientos, la cantidad (cuántos sucedieron en el transcurso de un año) resultó ser un indicador importante de problemas de salud. Al sumar las unidades de cambio de vida de los pacientes, los psiquiatras observaron que una puntuación total de 300 o más ponía en riesgo la salud de las personas; entre 150 y 299 provocaba un riesgo moderado de desarrollar una enfermedad; y menos de 150 unidades anuales suponían solo un riesgo leve de mala salud.[1]

Entonces, podemos deducir que algunas de las cosas que experimentamos en la vida nos hacen más vulnerables a problemas tanto físicos como mentales, en especial si suceden en un corto espacio de tiempo. Sin embargo, la cosa no acaba ahí. Aunque hay muchos estudios que apoyan esta teoría, otros investigadores han constatado que algunas personas que no han alcanzado el umbral mágico en la escala de acontecimientos de la vida, desarrollan problemas igualmente. ¿Por qué este tipo de situaciones enferman tanto a una persona, pero no a otra? Aquí, propongo, es donde el Micro T entra en juego.

EL MICRO T: ¿EL ESLABÓN PERDIDO?

A principios de mi carrera como académica, formé parte de un grupo llamado Equipo de Investigación de Enfermedades Crónicas y realizamos estudios sobre todo tipo de enfermedades y cómo afectaban a los pacientes. En realidad, por eso empecé a escribir libros, ya que los estudiantes de nuestro módulo «La psicología de enfermedades físicas» tendían a presentar un historial de problemas de salud a largo plazo o en ese momento se sentían bastante deprimidos y con ansiedad (¡algo que no resultaba chocante a unos estudiantes de tercero de psicología!).

En respuesta, mis colegas y yo comenzamos a escribir libros para el público en general en vez de artículos para revistas científicas. Y aquí empecé a notar de verdad que los Macro Ts y acontecimientos de la vida de los que hablaban los investigadores no podían explicar muchos de los trastornos que estudiábamos y con los que trabajábamos. Ya había oído hablar sobre los «traumas con "t" minúscula» en el trabajo de la psicóloga Francine Shapiro, hoy conocida por la creación de la técnica de desensibilización y reprocesamiento por movimientos oculares (EMDR, por sus siglas en inglés). La doctora Shapiro amplió el concepto de trauma a experiencias que suceden con más frecuencia y a la mayoría de las personas (como abandono emocional, indiferencia, humillación social o problemas familiares), pero que no alcanzan la línea de gravedad de los traumas con «T» mayúscula o los acontecimientos importantes de la vida. En su investigación y práctica, la doctora Shapiro vio que estos pequeños ataques también tenían como consecuencia dificultades emocionales o físicas a largo plazo. A veces este tipo de trauma se describe como «trauma con "t" minúscula», pero yo prefiero llamarlo «Micro T», y usaré ese término a lo largo de nuestro viaje juntos. Independientemente de la etiqueta con que buscara en las bases de datos académicas, me costó trabajo encontrar «trauma pequeño o minúsculo» en artículos científicos, informes clínicos, e incluso en publicaciones más actuales. Como tantos otros temas importantes, ha sido algo ignorado, minimizado y barrido debajo de la alfombra… hasta ahora.

Un artículo científico que localicé sobre el tema analizaba tanto los Macro Ts como los Micro Ts en personas con síndrome de intestino irritable (SII). Esperaba ver los viejos resultados de siempre: que los grandes traumas causaban más síntomas y tenían un efecto más significativo en la vida de los pacientes, etcétera. Pero, en cambio, eran los traumas menores los que parecían predecir los síntomas del SII en vez de los Macro Ts o los acontecimientos importantes de la vida que a los psicólogos se les enseña que conducen a la mala salud.[2] Las personas cuyos padres habían sido fríos o distantes eran más propensas a padecer dicha enfermedad digestiva que las que habían experimentado abuso o negligencia totales. Aquello me pareció fascinante. ¿Sabes esos momentos en que te estallan en la mente fuegos artificiales? No solo los Micro Ts eran importantes, sino que... ¡ERAN MÁS IMPORTANTES QUE LOS MACROTRAUMAS EN ESTOS PACIENTES! Fue con este momento *eureka* cuando comencé a obsesionarme en cierto modo con los Micro Ts y cómo podían explicar tantos problemas que veía en mis estudiantes de entonces y, después, en pacientes terapéuticos.

Porque incluso con los 157 trastornos diagnosticables del *DSM-5* no puedes decir que tienes todo cubierto. La mayoría de las personas que veo en mi clínica no marcarían todas las casillas de un diagnóstico particular, ¿pero eso significa que no necesitan o que no merecen ayuda? Mi opinión es un fuerte y rotundo NO. Todos necesitamos un poco de ayuda, pero apenas estamos empezando a explorar la superficie con conversaciones sobre salud mental y, por supuesto, como en cualquier disciplina, siempre se empieza con los ejemplos más graves y obvios. Posteriormente, en los estudios científicos, se tiende a extrapolar a casos menos llamativos, pero que merecen la misma atención, de cualquier tema de interés; en este caso, dolor emocional y desequilibrio.

HABÍA UNA VEZ UN BARQUITO CHIQUITITO

Para explicar por qué los acontecimientos menos significativos en la vida de una persona tienen tanto impacto, me gusta usar la siguiente analogía. Imagina que tu vida es un barco y navegas año tras año. Con el tiempo, tu embarcación choca contra algunas rocas, hay una fuerte tormenta y los peces pican la parte inferior del casco. Cada uno de esos desgastes por sí solo no es un problema, en especial si eres consciente del daño y tienes las herramientas para repararlo. Pero navegar es un trabajo difícil y a veces no notas las filtraciones, en particular, si vas contra viento y marea. Por lo general, hasta que no empiezas a sentir que algo va mal (por ejemplo, pierdes velocidad sin saber por qué), no te das cuenta de que tal vez tienes algún problema. En pocas palabras, eso es un Micro T.

UN VIAJE PARA ENTENDER LOS MICRO TS

Con esta analogía en mente, empecé a recopilar las experiencias que parecían ser más problemáticas para las personas; tal vez no por sí solas, sino combinadas con otros Micro Ts o presiones sociales. Los ejemplos del resto del capítulo no son exhaustivos (¡de lo contrario, quedaría un libro muy largo!), sino que son algunos de los Micro Ts que veo con más frecuencia.

Al igual que los acontecimientos importantes de la vida, los Micro Ts ocurren en alguna etapa, y cuando hacen esa primera mella psicológica, el trauma de bajo grado con frecuencia se refuerza con el paso de los años. Este refuerzo empieza a crear un patrón (mental o de comportamiento) como resultado. Estaríamos aquí ante los temas de los Micro Ts (Micro T-emas) mencionados en la introducción, que exploraremos a lo largo del libro. Pero por ahora hagamos un viaje rápido a través de algunos Micro Ts generalizados que tal vez te resulten familiares.

MICRO TS DE LA INFANCIA

Gran parte de las investigaciones sobre traumas se centra en experiencias de la infancia, lo cual tiene sentido, ya que en esa etapa se forman las redes neuronales y, por lo tanto, lo que nos sucede tiene mayor impacto. En realidad, nadie sale ileso de la infancia... y no deberíamos, ya que esas experiencias contribuyen en gran medida a convertirnos en quienes somos.

Para muchas personas, hechos que sucedieron hace muchos años les han dejado una huella imborrable. He aquí algunos ejemplos de Micro Ts de la infancia que tal vez te suenen familiares (a ti o a tus seres queridos).

La trampa de los padres

Los vínculos que formamos con nuestro cuidador principal (con frecuencia la madre y el padre, pero también padres adoptivos, abuelos, tías, tíos o quien cuide de nosotros cuando somos pequeños) conducen a lo que llamamos un «estilo de apego». A finales de 1950 y a lo largo de las décadas de los sesenta y setenta, psicólogos famosos como John Bowlby y Mary Ainsworth observaron que los niños desarrollaban uno de cuatro tipos de patrones y temperamentos distintivos en respuesta a su entorno.[3] Veremos esto con más detalle en el capítulo 8 sobre el amor. Los cuatro estilos de apego se han estudiado en incontables experimentos que demuestran que la forma en que un cuidador reacciona ante un bebé o infante determina cómo de seguro se sentirá en el mundo. Un apego seguro se encuentra en familias donde los niños reciben reacciones consistentes y sensibles, mientras que se forma un apego evitativo si los padres son algo distantes o distraídos. Eso es importante porque pasamos esas estructuras a nuestras relaciones adultas. A veces es bueno y otras no tanto, ya que cualquier cosa diferente a un apego seguro (los otros tipos de apego son ambivalente y desorganizado) puede guiarnos a situaciones subóptimas que nos dejan sintiéndonos un poco mal la mayor parte del tiempo.

Así es como los Micro Ts se filtran de generación en generación. Tal vez nuestros cuidadores tienen varios Micro Ts que nunca exploraron. O quizá hay problemas prácticos que generan soledad en los niños. Por ejemplo, a muchos nos dejaban solos en casa, llegábamos de la escuela a un hogar vacío y nos las arreglábamos hasta que nuestros padres regresaban después de un día completo de trabajo. Eso no es un Macro T: muchos padres y cuidadores necesitan trabajar largas jornadas para pagar las facturas y mantener un techo sobre la cabeza de su familia porque el coste de la vida ahora es muy alto en muchos países. De hecho, así es como la sociedad crea Micro Ts a muchas personas.

Antes de que alguien alce la voz crítica, no digo que esto por sí solo deje a las personas con una angustia psicológica profunda. Pero es importante porque algunos de estos patrones aparecen en las relaciones adultas, no solo en vínculos románticos, sino también en amistades e interacciones con otros. Al entender esa programación, podemos cambiar el guion si nos está causando problemas en la vida.

O tal vez tú y tus cuidadores tenéis diferentes personalidades; algunas personas tienen padres que parecen extraterrestres y no son para nada como sus hijos. Este sería el caso del padre extrovertido que lleva a su hijo a todos los partidos de fútbol y a los grupos de *boyscouts* cuando el chico solo quiere escribir historias bajo la ropa de cama con una linterna. Nadie llamaría a eso una mala crianza. De hecho, muchos dirían que empujar al niño fuera de su zona de confort es beneficioso, pero las investigaciones nos dicen que ese desajuste causa heridas grandes y pequeñas en nuestro sentimiento de apego.[4] En realidad, se trata de sentirnos amados y aceptados por quiénes somos, de manera incondicional.

Por lo tanto, hay innumerables formas sutiles en que nuestros primeros años pueden moldearnos. Recuerda que no significa que nuestra crianza haya sido negligente, abusiva o «mala», solo puede que no se haya adaptado a nuestras personalidades y temperamentos particulares. Por eso es imperativo entender los Micro Ts. Incluso sin ningún problema grave evidente, nuestras experiencias, contextos y relaciones nos afectan. Sin esa toma de conciencia (recuerda que es el primer paso de la estrategia CAA) nos quedamos en un estado perpetuo de «no del todo bien» que no es ni bueno ni malo, un lugar ambiguo donde perdemos el tiempo.

Micro Ts de la escuela

La amemos o la odiemos, la escuela es un momento crucial en nuestro desarrollo. Tal vez fuiste como Ferris Bueller en la película *Todo en un día* (Grace, la secretaria de la escuela, le dice en un momento dado a Ed Rooney, el director de la escuela y némesis de Ferris: «Sí, Ed es muy popular, todos lo adoran: los atletas, los moteros, los empollones, los bichos raros, las reinas, los enteradillos, los perdedores, los cafres...»). O tal vez fuiste el atleta, el amante de los coches o el bicho raro... No importa, la escuela es un microcosmos del mundo donde nos encasillan y categorizan a todos. Y no solo lo hacen nuestros compañeros, sino también nuestro sentido emergente de identidad personal.[5]

Los Micro Ts vienen de las interacciones más sutiles, en vez de abusos más serios como el *bullying*. El acoso evidente es un trauma importante en la infancia y, lamentablemente, muchos niños lo sufren. Pero para muchos otros la maldad es menos obvia: sentirse como una clavija redonda en un agujero cuadrado, la humillación en el patio, el estrés de los exámenes y la presión de tener éxito en un entorno centrado en calificaciones (en vez de en el aprendizaje significativo) dan lugar a Micro Ts.

Hace unos años trabajé con alguien a quien cualquiera consideraría una persona de mucho éxito: un ejecutivo de alto nivel con un buen sueldo, un matrimonio de larga duración y dos hijos brillantes. Mo era el alma absoluta de las fiestas, tenía montones de buenos amigos, una casa maravillosa, un bólido y demás… Se le veía de lo más feliz, pero acumulaba kilo tras kilo sin un final a la vista. Al principio, Mo achacó el aumento de peso a los almuerzos con clientes y a la posibilidad que tenía de comprar la mejor comida y el mejor vino, que también prodigaba a sus seres queridos. Pero esa explicación no lo estaba llevando muy lejos, así que le pregunté lo siguiente:

«Piensa en un acontecimiento o una experiencia que te impactó o cambió de manera importante, pero pensaste que no era lo suficientemente grave como para mencionarlo».

Uso este ejercicio con todos mis pacientes en las primeras sesiones y, casi de manera universal, lo que emerge es un tipo de trauma. Para algunas personas, esta pregunta desencadena un recuerdo positivo, pero los acontecimientos negativos tienden a quedarse en las profundidades de la mente con más firmeza que los positivos así que, por lo general, la historia es sobre algún Micro T.

He aquí lo que me contó Mo:

> Cuando tenía nueve años diagnosticaron a mi hermano con TDAH. No es como ahora. En aquel entonces la escuela, los padres de familia y la comunidad no hablaban del TDAH ni lo aceptaban, nadie lo entendía como ahora. En aquel momento la gente pensaba que Van (mi hermano) solo era un niño malo y travieso, siempre tratando de llamar la atención. En mi época escolar pasé la mayor parte del tiempo echándole un ojo a Van, asegurándome de que nadie le hiciera *bullying*, incluidos los profesores. No hablo de peleas a puñetazos, en vez de eso bromeaba para que lo dejaran en paz. Yo era, sin duda, el payaso de la clase: cuanto más hacía reír a los otros chicos y a los maestros menos se centraban en Van. Tal vez por eso siempre me río de las cosas [risas]. Pero siento que no está bien que diga esto porque no es culpa de Van que yo pese tanto. Van no tiene culpa de nada, en serio, de nada.

Estaba claro que habíamos dado con algo muy importante y tocado una fibra sensible. Pero era el inicio de un aprendizaje sobre cómo se pueden juntar nuestras experiencias y dar lugar a sentimientos y comportamientos perjudiciales y dañinos (en el caso de Mo, comer de más). En ese momento, Mo tenía presión arterial alta y su médico le advirtió que era prediabético. Sabía que tenía que hacer algo para detener el consumo maquinal de comida y bebida.

LOS MICRO TS SON ACUMULATIVOS E IMPULSADOS POR EL CONTEXTO

La siguiente vez que Mo llegó a mi consultorio no tenía su humor jovial habitual. Se sentó con los hombros algo encorvados mirando el suelo fijamente. Me dijo que no podía creer que esa sola pregunta hubiera desencadenado tantas revelaciones en su mente y se sentía bastante abrumado. Explicó que le parecía muy difícil aceptar que algo relacionado con el trastorno de su hermano le estuviera afectando ahora, así que nos tomamos un tiempo para trabajar en el enredo del Micro T de Mo y ver cómo podíamos conectar los puntos.

En la introducción mencioné la estrategia CAA de Conciencia, Aceptación y Acción. Mo trataba de pasar rápidamente de la toma de conciencia a la aceptación y eso le estaba causando una verdadera angustia emocional. Necesitábamos trabajar más en la C de conciencia para sentar las bases de la aceptación, porque para Mo no tenía sentido que hubiera una relación directa entre el TDAH de Van y su cintura en constante expansión... Bueno, no del todo. Estuve de acuerdo en que aquello era demasiado reduccionista, por lo que había que explorar uno de los principios fundamentales del Micro T: este tipo de trauma es **acumulativo**.

Esta es una gran diferencia entre los Macro Ts y los Micro Ts. Por lo general, el Macro T es un acontecimiento distintivo e identificable con facilidad (o una serie de hechos como el abuso) que todos estamos de acuerdo de inmediato en que es muy perjudicial para el cuerpo y la mente. Pero los Micro Ts son una combinación de sucesos pequeños, en contextos particulares, que se acumulan con el tiempo.

Como Mo mencionó, hoy en día, en las escuelas actuales, Van y él tendrían experiencias muy diferentes. Nuestro conocimiento de trastornos como el TDAH está en constante evolución y somos más capaces de apoyar a los individuos y a sus familias a día de hoy. Hace más de cuarenta años la situación era diferente, por eso era vital que colocáramos los Micro Ts dentro de su contexto histórico y cronológico. Esto permitió a Mo dejar de pensar que el Micro T implicaba que su querido hermano tuviera la culpa de alguna manera. Esta conciencia del contexto del Micro T es transformadora al dar espacio a la primera A de nuestra estrategia: aceptación.

Conectando los puntos...

A menudo, cuando empezamos el trabajo detectivesco sobre los Micro Ts, las conexiones aparecen con rapidez, ¡como las compuertas que se abren por primera vez! Mo comenzó a vincular los Micro Ts con comer en exceso durante los descansos, el almuerzo y después de la escuela, lo cual era una forma de enterrar sus sentimientos y miedos. La comida era importante en su familia y la asociaba con amor y consuelo, pero no fue solo esa asociación la que impulsó su comportamiento de comer en exceso. Conforme Mo cogía kilos, desarrolló una personalidad de chico gracioso y ese era su superpoder. No solo lo protegía a él, sino a toda su familia, de las cosas dolorosas que la gente decía y hacía. Todos parecían querer a Mo. Cuando dejó la escuela y consiguió su primer puesto en ventas, llevar a posibles clientes a comidas caras siempre parecía asegurarle el contrato. ¡Era infalible! ¿No? El humor y la comida no solo eran un amortiguador del *bullying*: lo conducían al éxito y a la seguridad financiera. Lo que había empezado como Micro T se convirtió en un patrón tan arraigado que incluso cuando el médico le dijo a Mo una y otra vez que necesitaba hacer cambios de dieta y de estilo de vida, le pareció una tarea imposible.

Espero que cada vez sea más claro que por eso es tan importante entender los Micro Ts, pero con frecuencia se pasan por alto. En primer lugar, la vergüenza que sintió Mo al mencionar a su hermano y el hecho de que el diagnóstico de Van pudiera haberlo afectado tanto impidieron que tomara conciencia de estos hechos. Después, Mo descartó sus sentimientos porque lo que experimentaba «no podía ser tan malo» como lo que vivía su hermano, de modo que no se sintió digno de cuidados y compasión (otra característica clara de los Micro Ts). Este juego mental también evita pasar de la conciencia a la aceptación en la estrategia CAA, ya que, por su naturaleza, los Micro Ts no parecen tan malos como los Macro Ts.

Es mucho más fácil señalar un Macro T y creer que solo los traumas significativos o acontecimientos importantes de la vida merecen nuestra atención, pero ese no es el caso. Para Mo, no fue solo la situación en la escuela lo que lo llevó a mi consultorio (es un ser complejo como el resto de nosotros), pero fue un hecho notable y revelador que tuvo un impacto en los años siguientes. El amor por su hermano y el instinto de protegerlo lo llevaron a volverse hipervigilante de las burlas o *bullying*, hasta el punto de que le era más fácil asumir el rol del payaso de la clase todos los días. Vemos pues por qué es tan útil empezar con un episodio en particular y trabajar a partir de él. Por otro lado, también es útil para encontrar más Micro Ts.

MICRO TS DE RELACIONES

Los vínculos con los cuidadores principales no son las únicas relaciones clave y transformadoras que afectan a los Micro Ts.

Los lazos de adultos, incluidas las relaciones platónicas y románticas, pueden dejar nuestra psique con heridas grandes y pequeñas. Porque nunca olvidas tu primer amor, ¿verdad? Un aviso rápido: este libro está sazonado con clichés, no por diseño, sino porque los clichés son clichés por algo. Denotan una compresión compartida de fenómenos universales, de fácil entendimiento e identificación. Exploraremos cómo los Micro Ts tienen la capacidad de afectar a las decisiones y el éxito de futuras relaciones en el capítulo 8, pero por ahora hablemos de los Micro Ts de las relaciones en general.

El/la que se fue...

La manera en la que amamos, mencionada como estilo de apego, se desarrolla en la infancia, pero la historia no termina con los padres o cuidadores. Aunque esas relaciones con frecuencia dictan nuestros apegos adultos, no hay nada inamovible. Incluso si fuimos lo bastante afortunados para formar vínculos fuertes y seguros con quienes nos cuidaron de niños, las relaciones difíciles podrían dar lugar a Micro Ts y distorsionar nuestra brújula interior.

¿Hay alguien que todavía se pasea en tu mente? Es posible que no hayas llegado tan lejos como para espiarlo en redes sociales, pero de manera ocasional piensas en esa persona, sobre todo cuando sientes que tu vida está yendo por debajo de la media. Esto puede ser un Micro T incluso si fuiste tú quien puso punto final a la relación, ya que todas las relaciones íntimas requieren que nos abramos y seamos vulnerables. Tal vez sea el acontecimiento que se materializó en tu mente al principio de este capítulo. Ten una cosa por seguro: cualquiera que fuese el motivo por el que terminó la relación, siempre hay algo que aprender.

Pero quizá sea muy doloroso de explorar, así que sé paciente y amable contigo mismo.

En otra sesión, Mo dijo que los mayores retos que afrontó en la vida adulta se dieron en sus relaciones. Ahora estaba felizmente casado, pero había otro Micro T que todavía le calaba hondo:

Tenía veintitantos años cuando conocí a Sarah, estábamos en el mismo grupo de la universidad, así que pasábamos casi todo el tiempo libre juntos y estábamos realmente unidos, o eso creía yo. Así que pensé que estábamos saliendo. Entonces un día, después de unas cervezas, le pregunté si me acompañaría a visitar a mis padres, y nunca olvidaré la mirada de horror en su rostro. Después estalló en carcajadas y exclamó: «¡¿Sabes que las chicas clasificaron a todos los hombres y tú quedaste el último?!». No volví a salir con nadie en mucho tiempo.

Mo estaba seguro de que este rechazo se debía a su peso y a su rol de gracioso en el grupo social. Como muchos círculos viciosos, el dolor emocional exacerbó más el hábito de comer en exceso. Además, ese rechazo no solo afectó a su relación con Sarah, sino que lo hizo alejarse por completo de sus amigos, aunque de manera gradual.

Así son las cosas con los Micro Ts: se te puede romper el corazón por una relación de diez años o por un breve coqueteo. No hay un Micro T más o menos «digno», depende de cómo te afectó a ti, y tus sentimientos son válidos. Más que válidos, son lo único que importa, ya que tú eres tú, y las mellas que te va haciendo la vida no solo influyen en tu futuro, sino que programan (al menos hasta cierto punto) estados emocionales diarios y momentáneos. La parte alentadora es que gracias a la exploración de los

Micro Ts, Mo ahora no solo estaba aumentado su conciencia sobre el Micro T, sino que también estaba llegando a un estado de aceptación de cómo esos acontecimientos, sentimientos y comportamientos en cascada lo habían llevado a un mundo en el que comer era buscar consuelo. Conectar los puntos de los Micro Ts se convirtió en una fuente de empoderamiento y entrenamiento psicológico para Mo, en lugar de una pesada piedra colgada del cuello. Contaré cómo progresó a la fase de acción de la estrategia CAA en el capítulo «¡Cómete eso!», ya que los capítulos restantes del libro tratan sobre los Micro T-emas y las acciones que puedes realizar para tomar el control de tu pasado, presente y futuro… y vivas una vida en la que florezcas, no solo sobrevivas.

Amigos y enemigos: Micro Ts de amistades

Aunque por lo general hablamos del dolor experimentado por un amor no correspondido o el final de una relación romántica, las interacciones con amistades, conocidos y colegas también causan una buena parte de los Micro Ts. En mi práctica profesional, he descubierto que las amistades femeninas afectan a la salud emocional tanto de manera positiva como negativa. Hay una razón evolutiva para ello (que tendemos a pasar por alto en nuestros esfuerzos por alcanzar la igualdad) basada en una reacción de supervivencia de mujeres y hombres.

La clásica respuesta de «lucha o huida» es bien conocida y se ha hablado mucho de ella. Para sobrevivir cuando se enfrentaban a un depredador, nuestros ancestros tenían que pelear con todas sus fuerzas o huir como el viento. Para ello, el cuerpo inicia una compleja cascada de procesos fisiológicos que nos brindan la mejor oportunidad de supervivencia: el corazón bombea más sangre a los músculos, se libera glucosa para generar un impulso intenso de energía, las pupilas se dilatan para detectar el peligro, etc. Pero ese no es el único tipo de respuesta al estrés.

La gran mayoría de los primeros estudios médicos y psicológicos se realizaron solo en hombres, incluidas las investigaciones sobre cómo manejamos el estrés. Pero estudios posteriores pasaron a investigar este proceso vital en diferentes grupos y encontraron que, si bien las mujeres tienen una respuesta aguda de lucha o huida, también siguen un patrón de «cuidar y ser amistosas». Si pensamos en nuestros antepasados, las mujeres tenían el rol tradicional de cuidar a los pequeños y desarrollar lazos sociales para procurar seguridad. Si una mujer ofendía a otra con mayor rango en el grupo, podía ocasionar problemas y, en el peor de los casos, terminar siendo rechazada por el clan al completo. En aquellos tiempos, esa expulsión podía ser catastrófica para el individuo y su familia inmediata. Por eso, en general, las mujeres evitan la confrontación y parece que les afectan más las peleas con su pareja y familia. Las constantes dudas, el complacer a la gente y el hacer todo con pincitas para mantener el orden social (es decir, para «conservar la paz») las lleva a esconder algunos sentimientos que podrían ser culturalmente indeseables o, en casos extremos, a reprimir su verdadero yo.

Es cierto que los hombres también lo hacen, pero la tendencia de las mujeres a «cuidar y ser amistosas», que está programada en su cerebro y sistema nervioso como manera de supervivencia en dinámicas de grupos complejas, hace que esa respuesta socioconductual sea mucho más probable en ellas. Por otro lado, los hombres pueden pelearse y después ¡comportarse como si nada hubiera pasado! Claro, esto es un poco reduccionista y no estoy tratando ni por un minuto de invalidar la complejidad del comportamiento humano, pero si tenemos en cuenta estas apreciaciones como punto de partida, algunos fenómenos desconcertantes comienzan a cobrar sentido. Después, podemos superponer los Micro Ts para construir una imagen más detallada y una comprensión de por qué hacemos lo que hacemos y nos sentimos como nos sentimos.

Si un árbol cae en el bosque

Hombres y mujeres son seres sociales en esencia: la necesidad de pertenecer a un grupo y ser aceptados por quienes nos rodean es tan crucial para la supervivencia como el agua, el aire, los alimentos y la protección ante los peligros. No estoy exagerando, de verdad. Incluso cuando somos lo bastante mayores para cuidarnos solos, nuestro sentido de identidad y seguridad se basa en las interacciones con otras personas. En vez de reflexionar sobre el experimento mental de «si un árbol cae en un bosque y no hay nadie cerca para oírlo, ¿hace ruido?», yo plantearía: «Si no pudieras verte a ti mismo en relación con los demás, ¿quién serías?».

MICRO TS DEL TRABAJO

¿Tu trabajo es un empleo, una carrera o una vocación? Si sientes que solo es una forma de pagar las facturas, quizá seas menos feliz que alguien que afirme que su trabajo es una carrera enriquecedora o una vocación. Si pasas la mayor parte de tu tiempo laboral (entre las 9 de la mañana y las 5 de la tarde) soñando despierto con vender collares de conchas marinas en una playa, escribir el próximo best seller o ganar la lotería y no trabajar en absoluto, es probable que un Micro T te esté dejando marcas todos... los... días...

Todos necesitamos mantener un techo sobre la cabeza. La diferencia entre una carrera y un empleo con sueldo, por lo general, es que cuando estás en un trabajo que has escogido, lo haces por ti; en cambio, en un empleo tienes menos control sobre tus ambiciones y metas. En el caso de una vocación, tus creencias fundamentales y sentido de identidad están muy en consonancia con lo que haces por trabajo. Tradicionalmente, relacionamos la vocación con ocupaciones tales como las de los médicos, religiosos y otros profesionales que ayudan a personas en situación de necesidad. Pero, por desgracia, incluso esos roles se topan con la monotonía del trabajo en la vida moderna. Así lo descubrió una médica que sufría ansiedad crónica:

> Ser médica es mi vida, es lo que siempre quise ser, pero me despierto todos los días con una sensación de terror (si es que he dormido algo..., ese es otro problema). La carga de trabajo no es realista y los pacientes llegan muy enfadados por haber tenido que esperar semanas para una cita. Hay un cartel en la sala de espera donde se dice que los pacientes solo deben exponer un problema de salud, pero algunas personas han esperado tanto que les es imposible no querer contármelo todo. Después está la pila interminable de papeleo y reuniones para las que no tenemos tiempo (o dinero) asignado. Tengo una sensación de ahogo constante y ya no siento que sea médica.

Anita no solo experimentaba tensión en el trabajo y había entrado en una deriva hacia perder la salud ella misma, sino que también estaba afligida por los Micro Ts que ocasiona la burocracia excesiva, y que tuvieron el efecto de transformar lo que debió ser una vocación o una carrera en un trabajo insatisfactorio. Lo veo en muchas profesiones: profesorado, periodismo, derecho, ingeniería y muchas otras. Esa metamorfosis que destruye el alma ha dado lugar a una ola de Micro Ts inducidos por el trabajo que antes solo veíamos en puestos tradicionalmente orientados a la burocracia. En la actualidad, la mayoría de los trabajos son como estar en una cinta transportadora continua e infinita, con abogados que deben anotar cada minuto de su tiempo, maestros que afrontan montones de papeleo, enfermeras que se pasan las horas marcando casillas para justificar su empleo… Podría seguir, pero estoy segura de que ha quedado clara la situación y tal vez la conozcas muy de cerca.

Se van a dar cuenta…

¿Y qué hay de esas personas lo bastante afortunadas para disfrutar de los beneficios de un trabajo satisfactorio? ¿Están navegando felices por la vida? Mmm… No del todo. Las carreras se caracterizan por oportunidades de progreso, como capacitación adicional y promociones, lo que conlleva un estatus más alto y, por lo general, más dinero. Pero el terreno resbaladizo que pisan los profesionales genera un Micro T específico: el síndrome del impostor. Las evaluaciones continuas (juicios), la competencia feroz y un orden jerárquico claro representan la tormenta perfecta para que mucha gente sienta que no es lo bastante buena y viva con una terrible angustia de que, tarde o temprano, alguien se va a dar cuenta. ¿Conoces a alguna persona que parezca estar en la cima de su profesión, ser muy confiada e increíble en su trabajo? Lo más probable es que le esté acosando la baja autoestima. La razón por la que parece tan perfecta es el temor de que alguien descubra que ha estado improvisando todo el tiempo. Tal vez esa persona seas tú. El secreto es que muchos nos sentimos así y los Micro Ts con frecuencia provienen de no darnos cuenta de ello, ya que la mayoría tenemos demasiado miedo de hablarlo. Es un problema tan importante que le he dedicado un capítulo completo. Si no tienes el síndrome del impostor, lo más probable es que conozcas a alguien que sí y esté aterrorizado de que lo «descubran».

MICRO TS DE LA SOCIEDAD

Llegamos a uno de los mayores caldos de cultivo de Micro Ts. Hay tantos aspectos buenos de las sociedades modernas que, la verdad, para nada nos gustaría regresar unos cientos de años atrás en términos de salud física y psicológica. Sin embargo, hay componentes de la sociedad moderna que provocan Micro Ts. Hoy vivimos en una economía global que ha procurado mejores condiciones de vida a muchas personas, pero la otra cara de la moneda es que hoy no solo tenemos millones, sino miles de millones de personas con quienes compararnos. Es abrumador, no hay duda. Por eso, llegados a este punto, quiero reiterar, para que lo tengas claro, que las herramientas centradas en soluciones de este libro te permitirán gestionar todas estas fuentes de Micro Ts.

La rueda de la lucha

«Seré feliz cuando…». ¿Cuántas veces te ha surgido este pensamiento? Cuando ganes más dinero, cuando consigas el ascenso, cuando encuentres a la pareja perfecta, cuando tengas hijos… y suma y sigue…

Lo llamo la rueda de la lucha. Mientras «luchamos» por alcanzar todos esos logros o hitos en la vida (trabajamos duro y rara vez nos tomamos un momento para reflexionar), en realidad estamos corriendo en una rueda de hámster de «lucha». Es perpetua, interminable y agotadora por completo, a menos que demos un salto de fe y nos concentremos en el ahora, en lugar del «cuando...».

Eso no quiere decir que las metas no tengan importancia. La falacia es creer que podemos obtener todo solo con esforzarnos un poco más, ganar un poco más de dinero, enamorarnos y que eso es lo que nos hará felices. Las sociedades consumistas modernas susurran de manera constante y subliminal esa promesa. No soy la primera ni seré la última en señalar la naturaleza destructiva de tales entornos, en donde nuestro valor se entrelaza con la riqueza, las posesiones y el estatus. Y aunque no nos sea posible cambiar esta cultura, sí podemos ser conscientes del impacto que tiene en nuestra forma de pensar, las creencias que tenemos sobre nosotros mismos y cómo crea Micro Ts.

Micro Ts digitales

Ya no vivimos solo en el mundo físico, hay todo un mundo digital donde también se dan Micro Ts. Ese mundo es nuevo y, como tal, se parece al Salvaje Oeste: con pocas réglas y consensos sobre lo que es aceptable y cuáles son las formas inaceptables de comportamiento hacia nuestros semejantes. Desde el aumento de la desinformación hasta los problemas de seguridad de los datos personales, pasando por el *bullying* en línea, el troleo, acoso, pornografía de venganza y cultura de la cancelación, hemos desarrollado un universo nuevo donde experimentar Micro Ts. Por supuesto, hay innumerables beneficios en este avance tecnológico, pero diría que solo estamos comenzando a comprender algunos de los daños que se sufren en este mundo virtual. Además, existe la posibilidad de que cualquier cosa que hagamos, incluidos los errores idiotas que todos cometemos, se publique y mantenga en línea para siempre, con pocas posibilidades de hacer borrón y cuenta nueva, algo que genera una aprensión vital que antes no existía. No sé cuántas veces habré oído a alguien decir: «¡Menos mal que no había redes sociales cuando era adolescente!». Pero el hecho es que los jóvenes están aprendiendo a vivir en este mundo.

Qué dientes tan blancos tienes...

El fenómeno de lo que yo llamo «dientes perfectos imposibles» puede, en sí, hacer que jóvenes y adultos se sientan por completo inadecuados y, a veces, insignificantes. Sí, el problema es con las redes sociales, pero no con una plataforma u otra en concreto, sino con la forma extraña en que nosotros, como raza humana, las usamos como fuente de comparación constante. Las investigaciones muestran que incluso cuando sabemos que las fotos están retocadas, filtradas o distorsionadas, el impacto emocional en la autoestima es muy significativo, es como si pensáramos que esas imágenes «perfectas» no se hubieran retocado. Profundizaremos en esa tendencia en el capítulo 6, pero, por ahora, baste decir que se reconoce a nivel general que este mundo global (donde podemos compararnos con innumerables personas que no conocemos y que es probable que nunca conozcamos) tiene un impacto en la salud emocional.

La epidemia de la soledad

Aunque nunca hemos estado tan conectados, nunca nos hemos sentido más solos. La soledad y el aislamiento social ya estaban en aumento antes de la pandemia del coronavirus, pero el covid-19 llevó a muchas personas al borde de una crisis de salud mental. Lo he dicho antes y lo diré de nuevo: somos criaturas sociales. Pero aunque es fantástico que contemos con una tecnología que nos permitió superar el reto de una pandemia viral con el teletrabajo, interminables llamadas de Zoom y comercio electrónico, la falta de contacto físico para muchos crea un Micro T.

La soledad crónica es tan mala para la salud como fumar 15 cigarros al día. Este tema se consideraba un problema de personas mayores hasta que llegó el covid-19. Pero incluso antes de 2020, veíamos a personas más jóvenes que presentaban complicaciones asociadas a la soledad. Lo importante es distinguir que la soledad es un síntoma, no la causa del aislamiento social. Es muy fácil verlo con las restricciones sociales provocadas por el coronavirus, pero antes del covid-19 habíamos desarrollado un mundo en el que innumerables personas pasaban días sin ver a otros semejantes y ya no digamos recibir un abrazo o una palmada de apoyo en la espalda.

Volviendo a las décadas de los cincuenta y sesenta, el psicólogo estadounidense Harry Harlow decidió separar a unas crías de monos Rhesus de sus madres. Las fotos son desgarradoras, pero el trabajo fue fundamental para comprender la importancia de sentirse arropado. En las jaulas, Harlow dejó dos madres «sustitutas»: una de alambre con una fuente de alimento y otra cubierta con tejido suave de felpa pero sin alimento. ¿Cuál crees que atrajo más a los indefensos monos? La segunda, aun cuando en aquel momento los científicos creían que los mamíferos jóvenes desarrollaban vínculos principalmente con los cuidadores que les proporcionaban comida. Lo que Harlow y sus colegas descubrieron fue que las crías tenían una necesidad biológica de «consuelo táctil» para sobrevivir: ellos y nosotros debemos tener algo que tocar y a lo que sujetarnos. Por eso una llamada de Zoom nunca será suficiente cuando se trata de salud mental.

El trauma indirecto y la permacrisis

Hay un tipo de Micro T, conocido como trauma indirecto, que surge al ver a otros experimentar Macro Ts o acontecimientos importantes de la vida. Podrías estar a cientos de kilómetros del sufrimiento de las personas y aún sentir una sensación de dolor emocional, en especial si esos acontecimientos se prolongan un largo periodo, como la pandemia de covid-19. *Doomscrolling*, ese comportamiento adictivo que te lleva a estar leyendo un sinfín de titulares de noticias, puede convertirse en un trauma indirecto en nuestro mundo frenético de exposición a los medios las 24 horas del día. También parece que estamos en una época de permacrisis, un estado de perturbación política, cultural y socioeconómica siempre en curso sin un final previsible. Si esto es verdad o es solo nuestra percepción del mundo tendría únicamente relevancia teórica, ya que muchas personas sienten que estamos en una permacrisis en este momento, lo que lleva a una forma de trauma colectivo. Con un acceso tan fácil a los acontecimientos mundiales, no es de sorprender que muchas personas afirmen sentirse abrumadas por preocupaciones graves sobre el futuro de nuestro planeta, lo que se conoce como ecoansiedad. Esto afecta a la motivación cuando se cae en la mentalidad de un futuro distópico y sin esperanza, lo que lleva a una forma de depresión ecológica que afecta no solo a las acciones ambientales, sino a todas las áreas de la vida.[6]

MICRO TS Y EL SISTEMA INMUNITARIO PSICOLÓGICO

Me gusta demostrar cómo incluso algunos de los Micro Ts difíciles por los que has pasado pueden reformularse comparándolos con el sistema inmunitario y lo que llamo el «sistema inmunitario psicológico». Cuando llegamos a la edad adulta, nuestro sistema inmunitario se compone de la inmunidad innata con la que nacimos y la inmunidad adaptativa que hemos ido adquiriendo con el tiempo. El sistema inmunitario innato está codificado en los genes, pero debe activarse y ajustarse en respuesta a todos los microbios que nos rodean en el mundo natural. Por eso alentamos a los niños a jugar fuera, interactuar con los demás y, en general, les permitimos contraer tos, resfriados y virus. Esos patógenos desencadenarán una respuesta inmunitaria para que, en el futuro, tengan anticuerpos con los que combatir amenazas mayores. En esencia, el sistema inmunitario se adapta porque ha tenido que afrontar algunos ataques, y no sería tan sólido si hubiera evitado todos los daños que existen.

El sistema inmunitario psicológico funciona igual: todos tenemos un instinto de supervivencia innato en forma de respuestas al estrés programadas desde el nacimiento. Pero es una herramienta bastante rudimentaria y, con el tiempo, aprendemos otros mecanismos de afrontamiento que nos ayudan a sobrellevar las pruebas y tribulaciones de la vida. Pero eso solo pasa cuando nuestro sistema inmunitario psicológico ha tenido que afrontar amenazas, por ejemplo, que nos digan «no» de niños. Tal vez para el infante resulte insoportable y provoque lágrimas o berrinches, pero esa experiencia fortalecerá el sistema inmunitario psicológico siempre que se encuadre en un entorno amoroso y de apoyo. Luego, más adelante en la vida, los límites proporcionan seguridad y se respetan (y no se viven como agresiones) porque desarrollamos lo que llamo **anticuerpos emocionales**. En el ejemplo anterior de un niño que no obtiene lo que quiere cuando quiere, el patógeno psicológico de un límite se da en un entorno seguro y protegido. Eso marca la diferencia entre Micro Ts que dañan y Micro Ts que nos ayudan a lo largo de la vida. Y esa es la razón por la que algunas personas parecen estar bien preparadas para hacer frente a los acontecimientos importantes de la vida que hemos de afrontar en algún momento.

Nadie sale ileso de la vida, pero siempre parece que algunas personas pueden superar cualquier tormenta, personas a las que de manera inevitable les preguntas «¿cómo te las arreglaste?» cuando han soportado lo que parecía insoportable. Innumerables artículos en revistas, autobiografías e historias de vida en televisión nos hablan de personas que han soportado enormes traumas y de alguna manera los han superado sin desmoronarse por completo. Cuando observas más de cerca esos relatos personales, te das cuenta de que no solo los que han experimentado un trauma severo emergen con una perspectiva estoica y los pies bien anclados en tierra, sino también los que a lo largo de su vida han sufrido numerosas heridas psicológicas más pequeñas, pero no insignificantes. Para esas personas, sus experiencias con Micro Ts actuaron como anticuerpos emocionales, protegiéndolas cuando entraron en contacto con acontecimientos importantes de la vida.

¿Los Micro Ts pueden ayudar a «vacunarnos» contra los traumas emocionales?

Para virus y patógenos graves, como los del sarampión, las paperas y la rubeola, vacunamos a los niños con algo que imita la infección viral. Con las vacunas, recibimos una pequeña dosis del patógeno para que el sistema inmunitario responda y desarrolle anticuerpos; es decir, forme un poco de músculo inmunitario. Los anticuerpos son nuestro minúsculo ejército interior que recuerda y desarrolla una estrategia para cada invasor, y sabe cómo derrotarlo cuando se enfrenta a la amenaza de nuevo.

De la misma manera, las pequeñas «dosis» de experiencias difíciles o adversidades en la vida actúan como vacunas emocionales, proporcionándonos estrategias importantes de afrontamiento que nos ayudarán a afrontar acontecimientos de la vida más significativos en el futuro. Por eso siento que es tan importante investigar los Micro Ts, ya que las vacunas emocionales deben ser de tamaño pequeño o mediano, al igual que una inyección fisiológica imita al virus, en lugar de provocarnos una infección total.

Con frecuencia nos regañamos por nuestros «fracasos», las malas acciones percibidas y los rechazos, pero al aprender a ver estos problemas menores como necesarios para desarrollar la inmunidad psicológica, podemos apartar los sentimientos negativos hacia nosotros mismos. Al considerar los acontecimientos negativos como vacunas emocionales, es posible sacar algo positivo de las experiencias difíciles y estimular nuestros anticuerpos emocionales.

Algunas personas llaman a esto «recuperarse» después de que haya sucedido algo malo. A veces nos referimos a ello como «resiliencia». Pero el concepto de resiliencia no implica meramente recuperarse sin quedar afectado, sino construir un sistema inmunitario psicológico fuerte y resistente; se trata de desarrollar habilidades de afrontamiento personalizadas que te ayuden a afrontar futuras dificultades en la vida. Es inevitable que experimentemos adversidades en algún momento de nuestra vida (perderemos a alguien a quien amamos, tal vez una relación se desmoronará); por eso, para superar esas tormentas, podemos comenzar ahora descubriendo nuestros Micro Ts y siendo conscientes de los puntos críticos y los desencadenantes a través de la fase de toma de conciencia de la estrategia CAA, y convertir esos ataques en anticuerpos emocionales.

UNA NOTA SOBRE LA ACEPTACIÓN: NO ES RESIGNACIÓN

Mientras avanzamos con la estrategia CAA en la vida, es útil reconocer las diferencias entre aceptación y resignación. Muchas personas cuestionan la segunda fase de mi método como una forma de victimización en la que tienes que sonreír de manera pasiva y soportar los desafíos de la vida, incluso como una forma de darse por vencido. Pero esto no es la aceptación en absoluto. La aceptación es una mentalidad abierta en nuestro viaje sobre la Tierra, y la disposición a experimentar todos los altibajos, buenos y malos, con la confianza de que podemos afrontar las depresiones y, de manera genuina, encontrar alegría en los picos. Por lo tanto, aceptación no es lo mismo que resignación. He aquí algunos ejemplos de las diferencias:

RESIGNACIÓN	ACEPTACIÓN
Rigidez psicológica	Flexibilidad psicológica
Sentirse impotente y paralizado	Sentirse empoderado para actuar
Autocrítica y recriminación	Profundo sentido de autocompasión
Mentalidad de escasez	Mentalidad de abundancia
Rendirse/ceder	Recalibrar para actuar de forma positiva
Tolerar las dificultades	Aprender de las dificultades
Aguantar sin cambiar	Mejorar las habilidades
Evitar el cambio	Abrirse al cambio
Resistencia	Reconocimiento
Guiarse por juicios	Guiarse por valores

Al desarrollar la fase central de la estrategia CAA y aceptar las diversas experiencias de la vida, podemos usar los Micro Ts de manera proactiva y construir un sistema inmunitario psicológico fuerte y robusto para nuestro yo futuro.

Y EXACTAMENTE, ¿POR QUÉ IMPORTA TODO ESTO?

Yo diría que una persona es muy afortunada si no experimenta los Micro T-emas de los que hablaremos en los siguientes capítulos: problemas como el perfeccionismo y la procrastinación, la dificultad para encontrar ese «único amor verdadero», frustraciones sobre la misma naturaleza del ser, insomnio, comer por emociones y sentirse deprimido. Esos son obstáculos bastante universales en el curso de la vida, que nadie dijo nunca que fuera a transcurrir sin contratiempos. Todo esto es importante porque solo cuando entendemos nuestra constelación particular de Micro Ts y cómo nos han afectado, tomamos medidas para pasar página y escribir nuestra historia. En otras palabras, podemos usar la estrategia CAA y pasar de la conciencia a la acción a través de un profundo sentido de aceptación (¡esa es la receta mágica!).

En última instancia, depende de nosotros enfrentarnos a los Micro Ts. Los ejemplos de este capítulo no pretenden dar lugar a acusaciones de culpa o victimización. Solo cuando somos conscientes de nuestros impulsores emocionales y cognitivos podemos hacer cambios verdaderos en nuestras creencias, patrones de pensamiento y comportamientos, lo cual, te lo aseguro, dará como resultado una vida menos controlada por las ansiedades, la baja autoestima y los síntomas depresivos leves.

Una vez un paciente me dijo: «Puedo sentirme deprimido, pero eso no significa que tenga depresión». De eso va el Micro T. Pero no hay mucha ayuda para ese tipo de lucha interior más imprecisa y predominante que despoja de alegría la vida. Así que depende de nosotros resolver los Micro Ts y salir a flote con un sistema inmunitario psicológico robusto.

EMPECEMOS...

Siéntate, ponte cómodo (¿estás cómodo? Si no, cambia de posición, ponte calcetines calientes o cualquier cosa que te ayude a sentirte seguro y protegido) y explora la reflexión clave del Micro T:

«Piensa en un acontecimiento o una experiencia que te causara un gran impacto o te cambiase de manera importante, pero no lo considerases lo bastante grave como para mencionarlo».

Intenta no responder con prisa, quédate quieto y deja que la imagen venga a ti.

¿Qué te trae esta introspección? Mantenlo en la conciencia mientras sigues leyendo… y su importancia comenzará a emerger de la densa niebla de tus recuerdos combinados.

Es muy útil escribir estas reflexiones. Sabemos por una gran cantidad de estudios que la escritura emocional y los diarios actúan como una forma de terapia. Por eso, al final de cada capítulo encontrarás consejos para escribir un diario. Tal vez quieras comprar un cuaderno especial o un diario de Micro Ts para acompañarte en este viaje. Recordar cómo nos sentíamos y las creencias que teníamos antes de empezar cualquier práctica terapéutica ayuda mucho en el proceso. Pero si prefieres solo reflexionar sobre las preguntas del diario de Micro Ts, también está bien. Tómate tu tiempo.

Nota importante: si algo en este libro te hace sentir incómodo, date un momento para quedarte con ese sentimiento. Es importante (vital, en realidad), ya que ese sentimiento es tu guía interior tratando de darte indicaciones. Con mucha frecuencia ignoramos o ahogamos esos mensajes con el ruido de la vida, como el «ajetreo» crónico, distracciones o el hecho de centrarnos en las necesidades de los demás, pero es un grave error. No ignoraríamos el GPS al intentar llegar a un destino determinado; es lo mismo para este viaje. Por eso debemos escuchar y seguir, en la medida de lo posible, a la pequeña voz de nuestro GPS interior, en especial cuando dice «recalculando». Antes de comenzar, debes saber que también es bueno hacer una parada en boxes cuando lo necesites. Y si tu cuerpo y tu mente te piden a gritos que huyas, intenta el siguiente ejercicio de respiración para ponerte de nuevo en el asiento del conductor.

Una vez que te sientas cómodo en ese asiento, mediante la comprensión que irás adquiriendo a lo largo del libro de los Micro T-emas más comunes, exploraremos por qué no estás floreciendo de verdad. En todo momento usaremos la estrategia CAA de conciencia, aceptación y acción de mi método centrado en soluciones para que te lleves del libro algo más que solo un tema de conversación que puedas sacar con compañeros de trabajo o amigos. Cambiará genuinamente tu perspectiva y tu vida.

Ejercicio de respiración para manejar los sentimientos incómodos

Este es uno de los ejercicios más simples pero más poderosos que uso. Con el tiempo, tendemos a adquirir el hábito de respirar de manera estresante con el pecho. Coloca una mano en la parte superior del pecho y otra en el vientre. ¿Qué mano sube y baja? Si es la del pecho, tu cuerpo se halla en estado de estrés, que no es de sorprender cuando comenzamos a explorar un Micro T. Pero podemos controlarlo al activar nuestro sistema nervioso parasimpático por medio de la respiración diafragmática.

- Primero, localiza el diafragma: mueve la mano que tienes posada en vientre hasta que el dedo meñique esté sobre el ombligo. Ahora, tus músculos diafragmáticos estarán justo debajo de la palma.
- Mantén la otra mano en el pecho.
- Inhala de manera lenta y constante por la nariz y cuenta hasta tres, arrastrando el aire hacia el coxis.
- Después exhala de manera lenta y constante mientras cuentas hasta cuatro y repites la palabra «calma» en tu mente.
- En cada inhalación, siente que la respiración te expande el vientre.
- Con la exhalación siente que el estómago vuelve a hundirse.
- Ahora, la mano del pecho debería estar quieta.

Un buen consejo es observar cómo respiran los bebés (antes de que sufran Micro Ts, traten de enfundarse unos pantalones ajustados o tomen conciencia de la existencia de cosas semejantes). De manera natural, los bebés respiran con el diafragma. Es fantástico ver cómo suben y bajan sus barriguitas regordetas. ¡Podemos aprender muchísimo de los bebés!

MENSAJE FINAL DEL MICRO T DEL CAPÍTULO 1

Los Micro Ts surgen de diversas áreas de la vida y actúan como una combustión lenta en nuestra salud emocional. Pero cuando entendemos cómo nos afectan esas heridas mentales (grandes y pequeñas) y el impacto acumulativo de una vida llena de Micro Ts sin resolver podemos usar esas experiencias para construir un sistema inmunitario psicológico robusto a través de la estrategia CAA. Ese entrenamiento de fuerza emocional crea resiliencia, lo que nos ayuda a afrontar problemas más graves, como los acontecimientos importantes de la vida, que todos experimentaremos en algún momento.

2

El felices no para siempre…

En este capítulo exploraremos:

- Definiciones de felicidad.
- La luz de gas de los médicos.
- La positividad tóxica.
- La rueda hedonista.
- Cómo entender los «siete grandes» te ayuda a crear satisfacción duradera.

Cuando miramos alrededor, nuestros amigos, conocidos y la gente que vemos en las redes sociales parecen estar pasando por el mejor momento de su vida. Rostros sonrientes surgen en cada esquina digital y nos muestran que, por lo visto, han resuelto eso de la «felicidad». Así que quiero preguntarte: «¿Eres feliz?». Parece algo muy simple, pero llegar a una respuesta no es nada sencillo. Y esto, por supuesto, tiene mucho que ver con tu colección particular de Micro Ts. Para desentrañar ese cuento de hadas inverso, empezaremos con una historia…

Anna era lista, amable y se notaba que cuando las personas la miraban sonreían un poco por dentro. Era alegre, servicial, amigable con todos; de hecho, era una de esas personas hacia las que todos gravitamos por la positividad que irradiaba de sus mejillas sonrosadas. Nunca tenía nada malo que decir de nadie, así que por fuera Anna parecía feliz.

Pero allí estaba, sentada en las sillas ligeramente rígidas de mi consultorio, siendo tan cortés como le era humanamente posible. Anna me explicó que tenía un trabajo «brillante, increíble, fantástico» en una empresa de relaciones públicas y marketing holístico con «el grupo de personas más maravilloso», tenía grupos de amigos íntimos de la escuela y de la universidad, y apoyo incondicional de su familia. Visitaba a sus padres en el campo al menos una vez al mes, los llamaba cada semana desde su piso compartido en la ciudad y se sentía querida y cuidada.

Pero cuando le hice la pregunta con esas dos palabras, al parecer inocuas, «¿eres feliz?», sus ojos se ensombrecieron y una oleada de dolor le atravesó el rostro de delicadas pecas.

Ana bajó la mirada y, retorciéndose las manos, respondió sin levantar apenas la voz: «No lo sé». Continuó diciendo que «debería» ser feliz, que quería serlo, pero no se sentía así. Por eso había acudido a mí, porque la profunda falta de felicidad la estaba torturando hasta la médula y no entendía por qué.

A primera vista, el caso de Anna era bastante desconcertante. No había acontecimientos traumáticos de Grandes Ts obvios en su historia, e incluso cuando exploró los Micro Ts, insistió en que no había nada. Afirmó de manera rotunda que había vivido una infancia perfecta, que no había tenido ninguna carencia en absoluto y que no podía culpar a sus padres de nada. Pero justo ahí estaba la pista sobre los Micro Ts de Anna…

La filosofía de la felicidad

Aunque el estudio de la felicidad es una incorporación relativamente reciente a la teoría e investigación psicológicas, en filosofía los grandes exponentes llevan mucho tiempo explorando esta emoción y desentrañando las diferentes formas del estado de ánimo.

En filosofía, el *hedonismo* es la búsqueda de la felicidad y el placer; sentirse feliz, y lleno de entusiasmo y despreocupación la mayor parte del tiempo posible es el objetivo principal de la vida. Eso contrasta con el *eudemonismo*, en el que el objetivo de la vida es más bien la autorrealización, esforzarse por lograr nuestra ambición personal y desarrollar nuestro potencial único al más alto grado. El hedonismo, por lo tanto, se basa en un sentimiento positivo como el placer del momento, mientras que el eudemonismo trata más de encontrar un sentido y un propósito.

Aunque siempre encontrarás defensores de una u otra actitud vital, la mayoría de los psicólogos positivos, incluyéndome a mí, estamos de acuerdo en que necesitamos ambas para de verdad florecer en la vida.

PASO 1 DE LA ESTRATEGIA CAA: CONCIENCIA

Después le pregunté a Anna qué pensaba que era la felicidad. Su respuesta fue: «Cuando eres feliz, lo sabes, ¿no?». Pero esa respuesta en definitiva era más una pregunta, ya que su voz tembló un poco, por lo que resultó útil empezar su viaje de CAA explorando la noción de felicidad.

¿QUÉ ES LA FELICIDAD?

Durante mucho tiempo, en psicología no estudiamos la felicidad en absoluto. Así como se ignoraron las consecuencias menos graves en la salud mental, pero, aun así, extenuantes, que se describen en este libro, tampoco se prestó mucha atención a los estados y emociones positivos durante la fase inicial de la psicología como campo de investigación y práctica profesional. En realidad, no empezamos a tratar de comprender conceptos como la felicidad hasta el desarrollo de la psicología positiva (a finales de la década de 1990 por el psicólogo Martin Seligman). El doctor Seligman comenzó su carrera investigando la indefensión aprendida (un rasgo característico de la depresión) y recuerdo que en ese momento me sorprendió bastante que de ahí hubiera pasado a ser el principal defensor de este nuevo «movimiento positivo» en psicología.

Pero en realidad tenía mucho sentido... El doctor Seligman explicó que su trabajo hasta ese momento, que se concentraba en «las cosas verdaderamente malas»,[7] lo había posicionado a la perfección para comenzar a investigar la pieza que faltaba en el rompecabezas de la salud mental, es decir, la parte positiva. En su celebrado discurso presidencial inaugural de la American Psychological Association, afirmó que la psicología se había alejado demasiado de su propósito original: mejorar la vida de las personas. En cambio, se había obsesionado con lo «malo» en lugar de centrarse por igual en lo «bueno».

Y esto formaba parte de la confusión que experimentaba Anna: se sentía indigna de recibir ayuda porque no había cosas de verdad malas, como dijo Seligman. No creía que tuviera una enfermedad mental específica (y estoy por completo de acuerdo con eso), pero lo único que encontraba al buscar información en línea o a través de los servicios de atención médica y organizaciones sin ánimo de lucro eran trastornos graves. Sin duda, se debía a que, como destacó Seligman, nos habíamos centrado tanto en «curar» la enfermedad mental que no nos habíamos puesto a analizar las sutilezas que se dan en la experiencia humana. Es muy poco el tiempo que llevamos estudiando la felicidad.

¿La felicidad no es solo un sentimiento?

Los primeros investigadores en psicología positiva se referían a la felicidad como «bienestar subjetivo», que era simplemente la presencia, frecuencia e intensidad de emociones placenteras (por ejemplo, alegría, serenidad, orgullo, fascinación, amor, entre otros, conocidos de manera colectiva como «afecto positivo»); la ausencia relativa de emociones desagradables o «afecto negativo» (por ejemplo, tristeza, ira, frustración, celos) y un sentimiento general de satisfacción con la vida. Pero la satisfacción con la vida es más que un sentimiento, es un juicio mental sobre lo contento que estás con tu vida y, como cualquier juicio o percepción, se ve afectado por la situación actual, el entorno, las experiencias pasadas y demás. El afecto positivo y el negativo también están influenciados por muchos factores, incluidas características fisiológicas y de comportamiento como el hambre, la sed, si has dormido bien por la noche... ¡Tantas cosas!

¿QUÉ NOS HACE FELICES? LOS «SIETE GRANDES»

A medida que se expandía el campo de la psicología positiva, se realizaban cada vez más investigaciones para comprender con exactitud lo que nos hace felices. Estaba quedando claro que la felicidad era más que una simple sensación, por lo que el enfoque pasó a ser analizar por qué algunas personas la disfrutaban y otras no y por qué era tan importante.

De manera general, se sugiere que hay siete factores fundamentales para la felicidad: familia y relaciones cercanas (visto como el factor más importante para la felicidad), situación financiera, trabajo (separado de las finanzas, ya que contribuye al respeto por uno mismo y la autoestima), comunidad y amigos, salud, libertad y valores personales.[8] Pero lo que importa no es solo la presencia de estos siete factores en tu vida, sino cómo de importantes son para ti. Esa conceptualización de la felicidad es útil porque nos muestra lo que contribuye a ella y, de hecho, lo que podemos hacer para ser más felices.

Por lo tanto, para ayudar a desentrañar la sensación de confusión o insatisfacción que alguien pueda tener en su vida, me gusta comenzar con este simple ejercicio de análisis para empezar a cobrar conciencia en esta fase de la estrategia CAA. También puedes intentarlo tú si has estado buscando tu olla de oro de la felicidad al final del arcoíris.

Ejercicio: Evaluación de vida

Cada una de las siguientes es un área de la vida que puedes o no sentir que es en particular satisfactoria en este momento. Para cada área, da una calificación del 1 al 10, donde la puntuación más alta refleje un área en la que te sientas en particular satisfecho, o un valor cercano a cero si es un espacio que percibes bastante deficiente. Recuerda que aquí no hay juicios en absoluto, así que tómate un poco de tiempo para pensar en cada categoría en términos de cómo te sientes respecto de ella en este momento.

- Pareja
- Valores personales
- Ocio y pasatiempos
- Libertad personal
- Carrera
- Dinero o seguridad financiera
- Salud
- Amigos
- Familia
- Comunidad

Ahora observa tus resultados. ¿Algo sobresale? ¿Alguna sorpresa?

Mira tus dos puntuaciones más altas y las dos más bajas, anótalas y pregúntate por qué has dado esas calificaciones.

Dedícale unos minutos a esto, no es necesario apresurar tu respuesta; permite que sea genuina.

Para Anna, las puntuaciones más altas fueron amigos/familia y valores personales. Las razones por las que dio esas puntuaciones estaban en consonancia con lo que había dicho en nuestra sesión inicial. Por supuesto, ese hallazgo fue importante, pero no tan revelador como sus puntuaciones más bajas: trabajo y salud. De hecho, Anna parecía reacia a reconocer la última, casi avergonzada.

Definitivamente, algo se había removido dentro de Anna y cuando exploramos primero por qué había calificado la categoría de salud de forma tan insatisfactoria, sus Micro Ts comenzaron a emerger...

Al trabajar con Anna descubrimos que había concentrado su vida casi por completo en el trabajo y la familia, ya que eran la clave de sus valores personales, pero se hizo evidente que le resultaba difícil equilibrar dichas áreas de su vida. Al explorar el ejercicio de Evaluación de vida de Anna para profundizar un poco más en sus Micro Ts, salió a la luz una experiencia importante. Cuando era adolescente sufrió un largo periodo de mala salud. Todos los médicos que la atendieron la ignoraron porque los innumerables análisis de sangre y otros exámenes resultaron negativos. Llegó un punto en que se preguntó si de verdad estaría enferma y, al final, pensó que todo debía de estar en su cabeza (consulta el cuadro de la página 62 sobre la luz de gas que hacen los médicos). Anna faltó bastante al colegio y sintió que se estaba quedando atrás, no solo con el trabajo escolar, sino con la vida. Poco a poco fue mejorando, pero se quedó con la sensación de que nunca podría ponerse al día, incluso cuando de manera objetiva estaba a la par de sus compañeros. ¿Alguna vez has tenido uno de esos sueños en los que pierdes un autobús o un tren? Y tal vez gritas «¡Alto! ¡Esperen!». Y corres y corres de manera desesperada, pero en tu interior sabes que lo has perdido para siempre... Anna tenía la misma sensación del sueño del autobús alejándose a gran velocidad... Parecía estar con ella todo el tiempo sin importar lo que hiciera, cuántos premios y promociones ganara o hitos alcanzara (hablaremos más sobre eso en el capítulo 10). Sus padres la apoyaban, aunque estaban muy preocupados, y siempre le repetían que todo estaba bien, que solo querían que fuera feliz.

Cuando su salud mejoró, al final de la adolescencia, Anna dedicó todos sus esfuerzos a tratar de ser la persona que era antes de enfermar, la niña feliz y despreocupada, para por fin estar a la altura de las esperanzas de sus amorosos, pacientes y devotos padres. El problema era que en realidad nadie nos dice cómo ser felices: no es una materia que se enseñe en la escuela, no hay Lecciones de Felicidad, se supone que todos saben cómo ser felices. Entonces, en la mente joven de Anna, volver a su sueño de adolescente de una carrera creativa parecía la mejor manera de lograr este objetivo.

Por eso, en las visitas mensuales a sus amados padres una oscuridad se cernía sobre su corazón, porque todos los días sabía que los estaba defraudando, ya que no se sentía feliz la mayor parte del tiempo y ahora les estaba mintiendo cuando hablaba de manera efusiva de las virtudes de su fabulosa vida. Lo único que ellos le habían dicho era que querían que fuera feliz y eso era justo lo que no conseguía por mucho que lo intentara. Ahora estábamos en el presente, donde Anna sentía que había logrado aquello con lo que había fantaseado durante los meses en que había estado enferma en la cama, pero no solo se sentía insatisfecha, sino que también sabía que había puesto su salud en riesgo. Anna había descuidado algunas áreas importantes de la vida en busca de la felicidad, y como eso estaba comenzando a afectar a su salud, había básicamente regresado al punto de partida del momento más difícil de su vida, cuando no se sentía bien y no podía encontrar ninguna respuesta.

En su mente, sentía que estaba defraudando a las mismas personas que la apoyaron durante sus días más sombríos, tanto en términos de su felicidad como de su capacidad para mantenerse saludable. Pero en esta etapa de toma de conciencia era importante no pasar por alto la experiencia de Anna con los problemas de salud, en particular, el hecho de que las dificultades para encontrar un diagnóstico tal vez actuasen como parte de su Micro T-ema de Felices no para siempre...

Enfoque en el Micro T: La luz de gas que hacen los médicos

Alguien te hace «luz de gas» cuando minimiza lo que dices hasta tal punto que empiezas a cuestionar tus creencias, experiencias, incluso tu comprensión de la realidad. Donde más se da es en las relaciones íntimas y es un tipo de control coercitivo. Constituye una forma de abuso psicológico en el peor de los casos, pero existen formas más sutiles en otras situaciones, como la atención médica. Cuando un médico no escucha a un paciente y su experiencia de los síntomas, y «psicologiza» un conjunto de signos y síntomas, puede estar incurriendo en esta conducta. Es un fenómeno mucho más frecuente en las mujeres y una de las razones por la que muchas enfermedades, que solo o de manera predominante afectan a las mujeres, tardan un tiempo inaceptable en ser diagnosticadas, y solo después de muchas dificultades. Por ejemplo, en promedio, los diagnósticos de endometriosis tardan entre cuatro y once años en darse... y en ese tiempo el dolor debilitante y otros síntomas causan estragos en la vida de las mujeres y su familia, incluidos problemas de fertilidad irreversibles.[9] Incluso cuando hombres y mujeres presentan los mismos síntomas, las mujeres tienden a tener menos credibilidad y deben esperar más tiempo para recibir tratamiento debido al sesgo de género.[10] Por lo tanto, esta modalidad de luz de gas es aún más insidiosa, ya que hace que las personas sufran en silencio y no busquen ayuda para trastornos tratables.

Aquí empezamos a comprender cómo una constelación de Micro Ts se construye poco a poco con el paso del tiempo y por qué a veces es tan difícil identificar los sentimientos de insatisfacción con la vida o infelicidad. En el caso de Anna, surgió una revelación sorprendente: su experiencia de luz de gas por parte de los servicios médicos no solo minó la confianza en ella misma acerca del conocimiento de su propio cuerpo, sino que también se desbordó y afectó a su confianza en otras áreas de la vida. Como siempre ocurre con los Micro Ts, Anna pensó que sus experiencias no eran lo bastante graves como para merecer atención. Sin embargo, los problemas que tuvo para recibir un diagnóstico le hicieron sentir que la enfermedad era culpa suya. Anna se esforzó mucho por ocultar este sentimiento de vergüenza con una apariencia de felicidad a través de una brillante y fantástica carrera creativa que estaba comenzando a perder su brillo, ya que adolecía de una positividad tóxica.

Enfoque en el Micro T: La maldición de la positividad tóxica

La positividad tóxica es la creencia de que, sea cual sea la situación, debemos tener una mentalidad positiva y optimista. Ejemplos cotidianos de esto son cuando la gente dice «¡mantente positivo!», «mantén la cabeza en alto», «míralo por el lado bueno», independientemente de lo que sea aquello por lo que estés pasando. Aunque sabemos que la felicidad y otros estados positivos como el optimismo tienen beneficios para la salud, hacer que otros se avergüencen (o avergonzarnos nosotros mismos) por compartir experiencias de verdad difíciles es perjudicial para la salud mental.

Con frecuencia la positividad tóxica no es maliciosa de manera intencional; muchas veces lo que ocurre es que no sabemos cómo consolar y apoyar a los demás cuando se enfrentan a los desafíos de la vida. Creemos que es útil asegurarles que las cosas estarán mejor mañana, pero eso puede hacer que las personas se sientan aisladas e invisibles. Así como manejar los sentimientos complejos a veces es muy difícil, aunque por completo necesario para el individuo, también lo es ver a alguien que amamos sufriendo dolor emocional.

Pero apartar el dolor y la tristeza no es la respuesta. La positividad tóxica es dañina, ya que no permite que las personas procesen la experiencia vivida y, por lo tanto, regulen sus emociones. En el mejor de los casos, la positividad tóxica puede hacer que alguien se sienta bastante confuso, a veces enfadado y sin saber muy bien de dónde viene esa sensación. En el peor de los casos, dará como resultado que la gente se muestre cautelosa o tenga demasiado miedo a hablar de manera sincera y abierta sobre sus sentimientos y experiencias por temor a la vergüenza. Todo esto a veces viene acompañado de sentimientos de ansiedad y una sensación de aislamiento. En sí, es una forma de Micro T.

Entonces, la próxima vez que alguien empiece a hablarte sobre una experiencia o un sentimiento difícil, en lugar de decir «no te preocupes, te sentirás mejor mañana», escucha. Simplemente escucha. No necesitamos dar consejos o tratar de pensar en cosas que decir para que alguien se sienta mejor, solo debes escuchar de manera genuina lo que están diciendo. Hemos perdido un poco el arte de escuchar, por lo que tal vez requieras práctica; cuando estás con un amigo o un ser querido que se está abriendo a ti, es posible que tu mente se apresure a adelantarse, pensando y formulando cómo responder. Si eso sucede, de manera suave vuelve tu mente a la conversación y quédate en el presente con tu ser querido. Eso ayudará mucho más que cualquier consejo bien intencionado, pero mal concebido sobre la importancia de una mentalidad positiva.

PASO 2 DE LA ESTRATEGIA CAA: ACEPTACIÓN

Cuando vamos bien encaminados para conectar los puntos entre Micro Ts y entendemos que a veces priorizamos ciertas áreas de la vida a expensas de otras, normalmente nos tranquilizamos y abandonamos la agitación. A medida que aumenta la comprensión de nuestro mundo emocional, ya no hay necesidad de ponerse una máscara feliz todo el tiempo. Este es un buen punto para alimentar esa nueva conciencia y comenzar la siguiente fase de la estrategia CAA: la aceptación.

Ejercicio: Gráfica de vida

Valoro las técnicas visuales simples más que nada en mi trabajo con la estrategia CAA. Una manera muy fácil de gestionar las fuerzas opuestas de la vida es trazar un gráfico que las relacione entre sí. Empieza tomando las áreas con las puntuaciones más bajas y altas en tu ejercicio de Evaluación de vida (para Anna, eran el trabajo y la salud) y marca el estado actual de esas áreas como un punto entre los ejes X e Y. Para

Anna, su carga de trabajo era alta y su salud baja, lo cual se representó con un triángulo. Usa una gráfica vacía para que veas la relación entre la salud y el trabajo, por ejemplo. Al igual que todos los ejercicios de este libro, requiere sinceridad y apertura. Como verás a continuación, Anna fue sincera acerca de cómo su salud comenzó a empeorar cuando su carga laboral estaba en el punto más alto. A continuación, trata de mover el punto de la gráfica y ver qué sucede con la relación entre esas áreas de la vida. Aquí, cuando Anna disminuyó su carga de trabajo, pudo ver que era probable que su salud mejorara, como se demuestra con la cruz en la gráfica. Al final, Anna recordó que cuando su carga de trabajo era mucho menor, su salud estaba en su mejor momento (la estrella en la gráfica). Pruébalo y traza algunos puntos para comprobar que cambiar la cantidad de un área de vida afecta a la otra. Anna encontró una clara correlación lineal (línea recta) entre la carga de trabajo y su salud, pero para muchas personas la relación puede ser como una curva en forma de U, donde hay un punto óptimo entre dos áreas de la vida. En otras palabras, no te preocupes si tu gráfica sale diferente a este ejemplo, ya que estamos en un viaje hacia la aceptación en esta fase.

Ahora Anna estaba empezando a aceptar un par de duras realidades: 1) que solo enfocarse en su carrera soñada ponía en riesgo su salud y 2) tal vez el objetivo de ser feliz, en sí, no era como pensaba.

¿Qué has descubierto al trazar el gráfico de tu vida? ¿Un área tiene prioridad sobre otra en perjuicio de tu calidad de vida en general? Una de mis pacientes, Cleo, encontró este ejercicio difícil de asimilar, ya que demostraba que había invertido la mayor parte de su tiempo, energía y recursos en su familia y, ahora que sus hijos no la necesitaban, tenía otras áreas de su vida desatendidas. Cleo no habría cambiado su estilo de crianza por nada del mundo, pero le fue difícil aceptar que en el ajetreo y el bullicio de la crianza de los hijos se había perdido a sí misma.

Este trabajo emocional y psicológico puede ser duro, muy duro, así que tómate un momento para el ejercicio de respiración del capítulo 1 si alguna de las técnicas que exploramos te resulta difícil en particular.

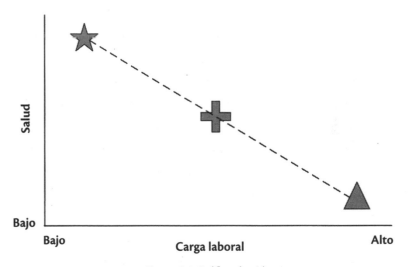

Figura 2.1: Gráfica de vida

El problema de solo querer ser feliz

«Solo quiero que seas feliz» es una frase universal y no solo parece inocua, sino cálida, afectuosa y solidaria... Pero tal vez esa declaración sea uno de los sentimientos más dañinos de los tiempos modernos. Aunque a algunas personas pueda parecerles mal que lo diga, hay un problema fundamental con solo querer que alguien o que nosotros seamos felices. Es como decirle a un niño: «Quiero que vayas y captures una hermosa y exquisita mariposa, la pongas en un frasco y la conserves para siempre».

Si bien las mariposas existen (no estamos hablando de especies raras aquí, solo de los insectos alados comunes) y sería posible atrapar una y guardarla en un recipiente, no viviría mucho tiempo. Te quedarías sin esa mariposa cuya posesión insisten tus seres queridos en decir que es lo mejor del mundo.

Por lo tanto, tratar de ser feliz todo el tiempo puede transformarse en un Micro T porque hace que las personas no se sientan lo bastante bien durante toda su vida. Si lo único que tus padres alguna vez quisieron para ti fue algo que nunca pareces lograr, entonces debes de ser un completo y absoluto fracaso, ¿verdad?

Pues no. Y por eso es tan útil entender con exactitud cómo funciona la felicidad.

La rueda hedonista

La teoría de la adaptación hedonista,[11] también conocida como la rueda hedonista, va sobre intentar capturar esa mariposa. Algunas personas lo describen como perseguir el arcoíris, pero no es del todo correcto, porque en la rueda hedonista puedes experimentar felicidad, por ejemplo, capturando la mariposa, mientras que si estás persiguiendo el arcoíris nunca podrás tener en tus manos esa ilusión colorida. La felicidad no es una ilusión, es una experiencia verdadera. Sin embargo, el principio de adaptación hedonista establece que siempre volveremos a nuestro nivel básico de felicidad después de un breve estallido de placer. Además, nos acostumbramos un poco al sentimiento de felicidad cuando siempre proviene de la misma fuente, por lo que se desvanece con el tiempo.

Algunos estudios sorprendentes han analizado esto, incluido lo que sucede con el nivel de felicidad de las personas después de acontecimientos muy afortunados que, en contra de lo que cabría suponer, acaban siendo limitantes a nivel vital. Un año después de ganar la lotería, los afortunados están, en promedio, solo un poco más satisfechos con su vida que antes de la ganancia inesperada. Incluso a veces, en realidad, están más infelices y dicen que desearían no haber ganado nunca el dinero. En la otra cara de la moneda, las personas que han sufrido accidentes que les han cambiado la vida y los han dejado parapléjicos o tetrapléjicos afirman tener niveles de felicidad solo un poco más bajos que sus pares.[12]

Esto también ilustra otro secreto sobre la felicidad: tendemos a sobrestimar cómo nos harán sentir los acontecimientos favorables y desfavorables o los cambios en la vida. En lo que se conoce como «sesgo de impacto», las cosas que creemos que nos harán alcanzar el sumun de la felicidad, la aumentan un poco, pero no tanto o durante tanto tiempo como pensábamos. Del mismo modo, las circunstancias que nos causan temor pueden no ser tan devastadoras como imaginamos. Pero también hay otro secreto que quiero compartir contigo...

No estamos destinados a ser felices todo el tiempo

Tómate un minuto para asimilarlo: no estamos destinados a ser felices de manera constante.

Pero sí estamos destinados a ser felices, ¿verdad? Si no, ¿cuál sería el propósito de la existencia? Por aburrido que sea, se supone que no se trata más que de sobrevivir lo suficiente para reproducirnos y mantener a la raza humana en marcha. Al principio, este pensamiento parece bastante derrotista, pero en realidad creo que es liberador, porque una vez que dejas de lado el deseo de ser feliz todo el tiempo, puedes empezar a vivir una existencia auténtica y presente. Con esto, es posible crear una vida en la que la calma y la satisfacción profunda sean la norma, en lugar de las subidas y bajadas de la rueda hedonista.

La vaca lechera de la felicidad

La industria global del bienestar, que incluye el pensamiento positivo y motivador, todo tipo de clases y productos para hacerte más feliz e innumerables prácticas del cuerpo y la mente, ahora vale muchos billones de dólares. Un billón, es decir, un millón de millones: eso es un montón de consignas motivadoras absorbiéndonos el dinero que tanto esfuerzo nos cuesta ganar. En cierto sentido, la industria del bienestar es la cara nueva y más políticamente correcta de la industria de la belleza y usa los mismos trucos psicológicos para hacer que regresemos a por más. La ilusión central es que debemos ser felices, todo el tiempo.

La verdadera razón por la que se habla tanto del «bienestar» es precisamente porque no estamos programados para ser felices de manera constante y sistemática, por lo que siempre será una búsqueda inútil. Sin embargo, a lo largo de esta valiente expedición por la vida, se nos dice de manera constante y sistemática que debemos ser felices, y que si no lo somos hay algo mal en nosotros que necesita ser arreglado.

Así pues, queremos ser felices y esos breves momentos de pura felicidad son por completo maravillosos. Sin embargo, son pocos y separados en el tiempo, por lo que es vital saborear cada chispa de alegría.

PASO 3 DE LA ESTRATEGIA CAA: ACCIÓN

Aquí, las acciones tienen que ver con valorar esos momentos fugaces de felicidad y otras emociones positivas mientras trabajas en equilibrar a largo plazo los siete factores principales (familia y relaciones cercanas, situación financiera, trabajo, comunidad y amigos, salud, libertad y valores personales) para dar lugar a una satisfacción sostenible.

Consejos rápidos para mejorar tu día

Salpicar el día de pequeños momentos de felicidad mejorará tu bienestar, con la aceptación de que necesitas experimentar toda la gama de emociones humanas para vivir una vida plena (hablaremos más sobre eso en el próximo capítulo). He aquí algunas formas breves e ingeniosas de levantar tu estado de ánimo sin quedar atrapado en la rueda hedonista:

Hazte un tarro de cumplidos. Coge un tarro vacío, y cada vez que alguien te halague, anota el halago en un papel y métalo dentro. Puedes escribir las cualidades que te gustan de ti (difícil, lo sé, pero se vuelve más fácil con la práctica) o pedirle a un ser querido que te diga lo que valora en ti y agregarlo al tarro. También piensa en logros menores, no tienen por qué ser hazañas importantes, tal vez es mejor concentrarse en pequeñas cosas como terminar una obra de arte o ¡responder con paciencia un correo electrónico grosero! Luego, la próxima vez que necesites un estímulo, cierra los ojos y saca del tarro un cumplido para alegrarte el día y desarrollar confianza en ti mismo.

Sonríe. ¡Sí, es tan simple como eso! Ni siquiera debes tener ganas de sonreír para crear los beneficios positivos de fruncir el ceño al revés. Unos investigadores de la Universidad de Kansas descubrieron que incluso las sonrisas «fabricadas» pueden hacerte sentir mejor.[13] Pero las sonrisas genuinas son más poderosas en sus efectos para mejorar el estado de ánimo, y creo que la mejor manera de provocar una sonrisa real es hacer sonreír a otra persona. El neurólogo francés Guillaume Benjamin Amand Duchenne descubrió que las sonrisas genuinas, conocidas como «sonrisa de Duchenne» usan los músculos de alrededor de los ojos y la boca para expresarse, mientras que una sonrisa cortés solo cambia la forma de la boca. Por lo tanto, plantéate el reto de hacer que alguien sonría de verdad con una sonrisa de Duchenne para encender un destello de felicidad tanto en tu día como en el de otro ser humano.

Enderézate. Tómate un momento y considera cómo se ve el cuerpo de las personas cuando están felices, en otras palabras, su postura. ¿Tal vez con el pecho abierto, la espalda recta, la cabeza erguida, dando la bienvenida al mundo? Ahora compara esto con el aspecto de las personas cuando experimentan emociones un poco más desagradables. ¿Están encorvadas, tal vez emanando una sensación de estar cerradas e inaccesibles? Con frecuencia se dice que a donde vaya la mente, el cuerpo la seguirá, pero esto funciona en ambos sentidos: cambiar nuestra postura y lenguaje corporal puede tener un impacto directo en cómo nos sentimos. La próxima vez que sientas la necesidad de levantar el ánimo, copia la postura de la felicidad.[14]

Receta para la satisfacción a largo plazo

Para trabajar más en el bienestar personal sostenible, que incluye satisfacción con la vida, podemos volver al ejercicio de Evaluación de vida de este capítulo. Al trabajar en las áreas con menor puntuación es posible pasar de una experiencia hedonista de felicidad momentánea al sentido más profundo de autorrealización que depara el eudemonismo (consulta el cuadro de la página 55). Mira de nuevo tu puntuación y pregúntate:

- ¿En qué área te sientes motivado para trabajar ahora?
- ¿Por qué has escogido esta categoría?
- ¿Cómo se reflejaría una puntuación de 10 en esta área de la vida para ti?
- Si la puntuación es baja, ¿qué necesitarías para elevarla solo dos puntos?

Es ahora, tras progresar a través de las dos primeras fases de la estrategia CAA, cuando la motivación es más alta. Por eso es tan importante seguir el proceso de la estrategia en orden. Hacer cambios requiere esfuerzo, pero debes saber que tienes el conocimiento y la autosuficiencia necesarios para enfocarte en las áreas de tu ejercicio de Evaluación de vida que necesitan atención. En esta etapa, Anna estaba en un lugar donde sus Micro Ts ya no tenían tanto control sobre ella y se le ocurrieron las siguientes acciones para pasar de una puntuación de 3 a 5 en el área vital que le faltaba, su salud:

- Ser sincera con su familia sobre su vida: que hay momentos buenos y felices, pero que el trabajo a veces es duro y exigente.
- Gestionar su tendencia a complacer a la gente, tanto en el trabajo como en la familia.
- Programar algunos descansos durante el día, incluso aunque solo fuera un paseo al aire libre a la hora del almuerzo.

Más adelante encontrarás sugerencias sobre cómo equilibrar los «siete grandes» para que viajes hacia una vida más satisfactoria.

Escribe tu diario.
Consejos de la doctora Meg para la satisfacción sostenible

1. Recuerda tres cosas simples y cotidianas que te produzcan una sensación de alegría y explóralas en tu diario.
2. ¿De qué manera priorizas el cuidado personal en el día a día? Si la respuesta es «no lo hago», piensa en tres pequeños actos de cuidado que podrías practicar contigo mismo y anótalos.
3. ¿Qué te hace sentir más vivo, inspirado y motivado?

MENSAJE FINAL DEL MICRO T DEL CAPÍTULO 2

Querer ser feliz todo el tiempo es tan inútil como una tetera de chocolate, pero podemos desarrollar una sensación más profunda de bienestar que no dependa de la infinita rueda hedonista. Al crear un equilibrio en las áreas de la vida que son importantes para nosotros, ya no dependeremos de los golpes de felicidad hedonistas, en cambio, podremos desarrollar una base firme de satisfacción para construir una vida emocional sostenible.

3

La insensibilidad

En este capítulo exploraremos:

- Las diferencias entre sufrir depresión y languidecer.
- La línea continua de la salud mental.
- Alfabetización emocional y la emociobiota.
- Masculinidad tóxica.
- Cómo alimenta la emociobiota y fortalece el sistema inmunitario psicológico experimentar una amplia gama de emociones.

El término «depresión» se usa como si estas tres sílabas contuvieran el problema, la solución y todo lo que conlleva pasar del uno a la otra. Los índices de depresión han aumentado y siguen haciéndolo, pero, por fortuna, la mayoría de las personas no experimentará este trastorno de salud mental diagnosticable. En cambio, sufrimos un tipo de desapego emocional, la mayoría de las veces debido a los Micro Ts. En este capítulo exploraremos nuestra existencia insensible y cómo liberarnos de ese estado anestesiado.

Un nuevo paciente vino a verme, con los hombros encorvados, la mirada baja y la voz sin energía. Noah dijo que no quería estar allí, pero:

> Estaba tomando una cerveza con uno de mis amigos más antiguos y me dijo que yo tenía que hacer algo. Dijo que se sentía incómodo, como si estuviera sentado con un extraño y, bueno, en realidad dijo de manera muy abierta que estaba preocupado por mí. Así que aquí estoy, no sé qué más decirte.

Algunas personas vienen a mi consultorio y empiezan a contar cosas, incluso antes de que hayamos tenido la oportunidad de saludarnos, y no se detienen hasta que el reloj marca la hora. A otros les resulta difícil verbalizar por lo que están pasando, y Noah formaba parte de ese grupo de personas. Pero Noah sí afirmó, tras un momento de silencio (donde se logra una gran cantidad de trabajo terapéutico): «Crees que estoy deprimido: no lo estoy. Soy muy inteligente para estarlo».

Así empezamos nuestro viaje juntos. Aparte del hecho de que los problemas de salud mental todavía están estigmatizados (hemos hecho muy bien en hablar de salud mental en los últimos cinco o diez años, pero aún queda un largo camino por recorrer), fue revelador que Noah pudiera decir lo que no era, pero le costara identificar en términos significativos las emociones que estaba experimentando.

Trabajamos con esto un poco más y, por fin, Noah dijo que se sentía «insensible» y que había estado así durante tanto tiempo que no encontraba otra forma de describirlo.

¿Qué es la depresión?

Es normal sentirse un poco deprimido a veces, forma parte de ser humano. Estamos más programados para experimentar emociones negativas que positivas. Esto se debe a que, en términos evolutivos, lo mejor es ser consciente de las peores situaciones para poder sobrevivir. Aunque la vida conlleva muchos menos riesgos hoy que en la época de los primeros humanos, nuestro cerebro no se ha deshecho de esa programación negativa. Entonces, ¿cómo es posible saber si sentirse abatido es señal de algo más serio y que necesita tratamiento, como la depresión clínica? Estos son los síntomas de que la forma en que te sientes puede estar más relacionada con un trastorno depresivo subyacente que con los Micro Ts:

En las últimas dos semanas:

- Te has sentido triste, vacío o sin esperanza la mayor parte del tiempo.
- No te han interesado las actividades diarias que solían darte placer.
- No has podido dormir o has dormido demasiado, incluso durante el día.
- Te has sentido más cansado o con menos energía de lo habitual.
- No te has preocupado por la comida… o has comido más de lo normal con un aumento o pérdida de peso del 5 % mensual.
- Has sentido que te has defraudado a ti mismo (o a los demás) y que eres un fracaso.
- Te ha resultado difícil concentrarte, incluso en cosas fáciles como ver un programa de televisión normal.
- Te has sentido inquieto, intranquilo… o lo contrario, que tus movimientos y forma de hablar han sido más lentos de lo habitual.
- Has tenido pensamientos suicidas o has pensado de manera repetida en la muerte, con o sin intentos manifiestos de suicidio.
- Has tenido dificultades para llevar a cabo tus actividades y responsabilidades diarias habituales, como las del trabajo, la escuela o los roles familiares debido a los síntomas anteriores.

¿Podría ser depresión con alta funcionalidad?

Tal vez algunos de los síntomas anteriores te han resultado muy familiares, pero no han detenido tus actividades normales, como dice el último identificador. Quizá eso sea una señal de «depresión con alta funcionalidad», manifestación de salud mental que con frecuencia no se diagnostica o se hace de manera errónea. Esto se debe a que la forma en que se detecta la depresión con frecuencia está asociada a dificultades observables para mantenerse al día con la familia, los amigos y la casa, mantener el rendimiento en el trabajo y participar en pasatiempos o deportes muy apreciados. En otras palabras, puede que estés sufriendo de manera terrible por dentro, pero por fuera todo parezca estar bien. De ninguna manera esta capacidad de continuar equivale a una forma menos grave de depresión, pero hace que sea más difícil de reconocer. Si encuentras que todas tus «actividades de la vida diaria», como nos gusta llamarlas, son un esfuerzo monumental y has experimentado los otros síntomas enumerados en este capítulo, busca ayuda. Con mucha frecuencia, solo cuando el castillo de naipes se cae y parece que no podemos agarrarnos a nada, se reconoce la posibilidad de un problema de salud mental. La intervención temprana puede mejorar verdaderamente los síntomas depresivos, tanto si tienes alta funcionalidad como si no. Sé que es mucho más fácil decirlo que hacerlo, pero busca ayuda, ya que hay brazos que pueden sostenerte antes de que toques fondo.

Los problemas de salud mental, como la depresión, son muy comunes. De hecho, si no tienes o nunca has tenido dificultades con la salud mental, es muy probable que alguien que conozcas las tenga. Pero... si, en cambio, te sientes un poco abatido bastante a menudo, aunque no todo el tiempo, tenemos que observar más de cerca los Micro Ts y la **alfabetización emocional**.

PASO 1 DE LA ESTRATEGIA CAA: CONCIENCIA

Aunque Noah no cumplía los criterios para la depresión, tenía claramente un problema con el Micro T-ema de la Insensibilidad. Por eso necesitábamos empezar con el primer paso de la estrategia CAA: tomar conciencia. Como he mencionado en la introducción, existe una gran brecha entre la salud mental y la enfermedad mental, y en la medicina convencional tendemos a brindar tratamiento solo para los casos más graves. Eso deja grandes sectores de población que no se encuentran bien, pero tampoco están lo bastante deprimidos como para merecer ayuda profesional. En mi opinión, esto es inaceptable, ya que todos merecemos una vida en la que florezcamos, en lugar de languidecer.

El concepto de «languidecer» se popularizó durante el primer año de la pandemia de covid-19, pero lleva tiempo usándose en el campo de la psicología positiva. Si observamos la línea continua del gráfico de la página siguiente, podemos comenzar a descifrar las diferencias no solo entre la salud mental y la enfermedad, sino también entre los niveles de interacción con el entorno.[15] Cuando Noah y yo miramos el modelo juntos y le pedí que señalara cómo experimentaba la vida en ese momento, dijo que se sentía entre «languidecer» y «estar en neutral», pero que funcionaba día a día. Podía funcionar en el sentido de ir a trabajar, alimentarse, etc., pero sintió una llamada de atención cuando su compañero le dijo que actuaba como salido de una película de zombis de bajo presupuesto. Reconoció que nunca había pensado en la salud mental de esa manera y en ese momento planteé la reflexión del Micro T para empezar a desentrañar su constelación particular.

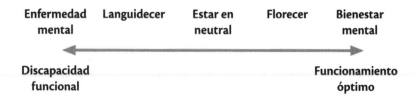

Como a Noah le resultaba difícil hablar de sus emociones, una forma más sencilla de llegar al fondo de su Micro T fue centrarse primero en los aspectos prácticos de su vida. Noah reveló que quería encontrar pareja, pero que ya no creía que fuera factible conocer a alguien en un bar o en el trabajo, los lugares habituales donde la gente solía conectar. Así que decidió probar las citas en línea, con muchas expectativas, ya que sentía que al menos así podría evitarse la vergüenza de ser rechazado en público. «Qué equivocado estaba: en lugar de que me rechazaran una vez por noche en la ciudad, me rechazaban diez o más veces al día». La creencia de que ese enorme grupo de citas potenciales aumentaría sus posibilidades de encontrar a alguien con quien hacer clic se convirtió en la experiencia más amarga de un número al parecer interminable de rechazos. Aunque fue emocionante al principio porque no había nadie en su círculo social inmediato o amplio con quien creyera tener oportunidades de salir, Noah dijo que después de un tiempo la experiencia se había vuelto deprimente. Le pregunté si se lo había contado a su amigo: «¡Por supuesto que no, se habría cachondeado de mí». Además del Micro T de las citas en línea, esa también fue una pista importante de la insensibilidad de Noah.

Enfoque en el Micro T: Los horrores de las citas en línea

Las aplicaciones de citas han reducido el cortejo humano a un simple movimiento de dedo. Aunque eso funciona para algunas personas, para muchas otras ese proceso de solo apariencia pierde todos los matices, la complejidad y la textura multifacética de conocer a una pareja romántica. Aunque es cierto que evaluaríamos a alguien de manera visual en un bar o en una reunión de trabajo en unos segundos, también tendríamos la oportunidad de interactuar con él o ella. Tal vez sea divertido, tenga tu mismo gusto extremo por las historias de *Star Wars* o quizá veas algo en sus ojos que una foto filtrada nunca podría captar. Las citas en línea no solo reducen el cortejo a sus elementos más básicos, lo hacen de una manera brutal, con frecuencia dejando a las personas con sentimientos de inseguridad, preocupadas de manera negativa por las redes sociales y exhibiendo algunos síntomas de depresión.

¿POR QUÉ LOS MICRO TS HACEN TAN DIFÍCIL DESCRIBIR NUESTROS SENTIMIENTOS?

Estaba claro que Noah y su amigo eran íntimos, así que ¿por qué le resultaba tan difícil compartir sus sentimientos con él? Cuando éramos niños, a muchos nos decían «no montes un escándalo», «por favor, compórtate», «¡por mucho que llores ya no hay nada que hacer!» o, quizá la peor de todas, «sé un hombre». En cierto sentido, ese tipo de modificación de la conducta es útil cuando un niño tiene un berrinche sin motivo aparente, pero cuando se asocia un sentimiento de vergüenza a sentir y expresar las emociones «negativas», se genera un Micro T. Otra paciente llamada Lilly mencionó que su madre había tenido una depresión grave, por lo que había hecho todo lo posible cuando era niña por tratar de «hacer que mamá se sintiera mejor» (lo que era imposible, por supuesto) y tenía miedo de compartir cualquiera de sus pensamientos o sentimientos más oscuros, incluso ahora como adulta. Por lo tanto, en ambos ejemplos las marcas de los Micro Ts llegaron temprano a la vida hogareña, donde cualquier cosa que no fuera una actitud estoica se percibía como inaceptable, o peligrosa, en el caso de Lilly. «Mantén la calma y continúa», «camina siempre adelante», «la barbilla en alto»... *Ad infinitum.*

Hagamos una pausa aquí y consideremos por un momento que tal vez no haya emociones de manera inherente «buenas» o «malas»; en vez de eso, todos los sentimientos son información útil. ¿Qué pasaría si nuestros cuidadores fueran conscientes de eso y pudieran ayudarnos a entenderlo? ¿Habrían sido diferentes sus métodos de crianza y el resultado posterior en nuestra vida? Todo el mundo se enfada, se entristece y se frustra de vez en cuando, pero ¿qué pasaría si en lugar de ocultar esas emociones hubiéramos aprendido a procesarlas de forma saludable y adaptativa? El secreto es que la diferencia entre una vida satisfactoria y una que de manera constante se siente como una decepción es cómo manejamos esas emociones (no la exclusión de los «malos» sentimientos).

En casos extremos, la dificultad para identificar cómo nos sentimos se conoce como ceguera emocional o con el término médico «alexitimia». La ceguera emocional se relaciona con el ejemplo anterior de bloqueo emocional durante la infancia y la adolescencia, así como con una lesión cerebral en el lóbulo frontal (por fortuna, muy pocos sufriremos esta última). Algunas personas con alexitimia pueden identificar emociones positivas, pero los sentimientos negativos les resultan un misterio, mientras que para otras la ceguera emocional es universal. En general, la gran mayoría de las personas puede describir emociones muy fuertes, pero las más sutiles y discretas son más difíciles de etiquetar. A eso lo llamo «alfabetización emocional», y es muy importante, ya que estar bien versado en el vocabulario emocional te ayuda a transitar por los Micro Ts y aprovechar al máximo la vida.

Pero es difícil si nunca te han enseñado cómo hablar sobre los sentimientos o si, como en el caso de Noah, ese tipo de expresión se bloqueó de manera activa. De hecho, Noah comentó que le resultaba difícil hablar sobre las emociones: «Los hombres no hacen eso, ya sabes...», lo que enlaza con otra pieza de su rompecabezas de Micro Ts.

Enfoque en el Micro T: Los chicos grandes no lloran (masculinidad tóxica)

Aunque ahora hay un apoyo específico para los hombres, el comportamiento de buscar ayuda, como hablar con alguien sobre sus dificultades, sigue siendo mucho menos frecuente que en otros grupos. La masculinidad tóxica, en la que se valoran las características varoniles extremas como la dureza, la agresión y, desde luego, la ausencia de lágrimas, sigue viva en muchas sociedades. De hecho, diría que está empeorando. Solo hay que fijarse en manifestaciones culturales como películas, música y publicaciones en redes sociales, y es fácil ver que, aunque hay evidencia de un enfoque más matizado de lo que significa ser un hombre, la versión caricaturizada de «masculinidad» sigue presente. Y sabemos que ese tipo de normas sociales afecta al comportamiento de búsqueda de ayuda.[16] Este es el modo en que la masculinidad tóxica actúa como un Micro T, lo que dificulta que los hombres hablen sobre sus experiencias y sus sentimientos con los demás, incluso que siquiera reconozcan algunas emociones.

PASO 2 DE LA ESTRATEGIA CAA: ACEPTACIÓN

Para muchos, es muy complicado verbalizar nuestros sentimientos. En otras palabras, la alfabetización emocional puede que sea deficiente, por eso es útil empezar gradualmente con el siguiente ejercicio para explorar las emociones de manera no verbal. Aquí comenzamos a avanzar hacia la segunda fase de la estrategia CAA: la aceptación. Trabajar con las emociones puede constituir un reto, así que es un buen modo de empezar si te sientes abrumado por algún sentimiento, ya sea positivo o negativo.

Ejercicio: Caricaturas de emociones

¿Alguna vez te han hecho una caricatura estando de vacaciones? ¿Te dibujaron los dientes más torcidos de la cuenta y exageraron tus rizos poniéndote el pelo como si acabaras de meter el dedo en un enchufe eléctrico? Yo no sé dibujar, pero este ejercicio siempre me recuerda a esas imágenes de vacaciones y al hecho de que si se magnifica la característica de una emoción, puede dársele vida de una manera que a muchos nos resulta difícil expresar con palabras.

Para empezar, piensa en la última emoción intensa «positiva» que experimentaste. Todos representamos los sentimientos de manera diferente, por lo que aquí no se trata de si algo es correcto o no, es solo lo que se te ocurra.

- A continuación, toma una hoja de papel y traza la silueta simple de una persona.
- Ahora, explora dónde reside esa emoción en tu cuerpo y dibújala ahí.
- Piensa cómo se ve la emoción: ¿cómo son sus contornos? ¿Lisos o serrados? Dibújala.
- ¿De qué color es la emoción? Por ejemplo, ¿rojo picante o azul intenso? Coloréala.
- ¿Hacia qué dirección se mueve esa emoción en el cuerpo? ¿Hacia afuera o hacia adentro? ¿Arriba o abajo? Dibújalo.
- ¿Qué temperatura tiene la emoción? ¿Tibia, hirviendo o helada? Dibújala.
- ¿A qué velocidad viaja la emoción? ¿Rápida o lenta? Dibújala.
- Ahora haz lo mismo, pero con una emoción «negativa».
- Observa la diferencia entre las dos imágenes.
- Luego, modifica el color, la forma, etcétera, y observa qué sientes en cada una.

Lo que tus dos bocetos mostrarán (¡con suerte!) es que las emociones difieren en muchos aspectos. Las llamamos «submodalidades» y, una vez ubicadas, se pueden ajustar. Piensa en ello como en acercar y alejar la lente de una cámara. Tienes el control, así que vuelve a tus dibujos y modifica su temperatura, velocidad, color y demás. ¿Cómo te sientes ahora? Aquí también puedes usar tu sentido auditivo y evocar sonidos asociados con las emociones y luego subir o bajar el volumen, tono y ritmo.

A Noah y Lilly este ejercicio los ayudó a dar los primeros pasos en el desarrollo de su alfabetización emocional. La paciencia y la autocompasión son primordiales en las primeras etapas del proceso de conexión entre sentimientos de «vacío», las creencias sobre uno mismo y cómo las experiencias vividas han afectado tanto a tus sentimientos como a tus percepciones del mundo. Empezarás a ver que, a lo largo de la vida, el refuerzo de ciertas creencias actuó como una combustión lenta que fue quemándolo todo hasta que lo único que quedó fue un vacío insensible.

LA EMOCIOBIOTA, TODO ES CUESTIÓN DE VARIEDAD

Los bajos niveles de alfabetización emocional, que se han vuelto tan comunes, son perjudiciales porque, como seres humanos, necesitamos experimentar y expresar una amplia gama de emociones y aceptar que es perfectamente normal **sentir nuestros sentimientos**. Me gusta hacer la comparación con la microbiota intestinal: en los últimos años, todos nos hemos obsesionado con la flora y la fauna de nuestro estómago, alimentándolo con probióticos, kimchi y una gran variedad de alimentos fermentados (¡o tal vez solo leyendo sobre esas cosas mientras masticas una barra de chocolate!). Investigadores, científicos y documentales de televisión nos dicen que masticar kéfir y chucrut caseros ayuda al núcleo del sistema inmunitario, que reside en el intestino, a florecer con una población diversa de organismos microscópicos y beneficiosos. Necesitamos a estos pequeños tanto como ellos a nosotros. Los científicos solían decirnos que había bacterias intestinales «buenas» y «malas», pero ahora nos estamos dando cuenta de que no hay nada malo en los intestinos. En cambio, todos tenemos un universo único ahí abajo, y si este mundo en miniatura queda fuera de control, desarrollamos problemas de salud. Nuestro microcosmos emocional, al que llamo **emociobiota**, es muy similar: al permitirnos experimentar una amplia gama de sentimientos, podemos alimentar nuestra emociobiota para que lo «bueno» y «malo» vivan en armonía.

Las emociones tan solo se colorean con los tonos que pintas en ellas: un mensaje de texto de tu ex puede desencadenar una frustración al rojo vivo, y ser consciente de cuánto brilla ese sentimiento rojo te proporcionará información útil. La ira, la envidia, la tristeza, todas han sido denigradas, pero son reacciones emocionales normales y esenciales. Ignorarlas o enterrarlas es una temeridad; incluso las emociones incómodas son útiles, nos dicen lo que necesitamos escuchar. Recuerda que las emociones son solo mensajes; si hacemos una pausa para escuchar, es posible que nos den una guía para un yo futuro más arraigado. De lo contrario, terminaremos como un volcán inactivo, en calma en la superficie, pero burbujeando con una furia incontrolada cuando se activan los Micro Ts. Así que lo digo de nuevo alto y claro: no hay emociones «malas». En cambio, comprender la emociobiota tal como ahora hacemos con la microbiota intestinal en términos de diversidad es clave para la salud emocional y la alfabetización. Necesitamos variedad emocional tanto como nuestro cuerpo necesita los trillones de organismos que se encuentran dentro de nuestros intestinos.

Ejercicio: El juego del emoji

Para ayudar aún más a desarrollar la alfabetización emocional y evitar quedarse en la insensibilidad y perderse la vida, te sugiero este ejercicio rápido que puedes hacer con un móvil en cualquier lugar.

Empieza abriendo la aplicación que más usas para comunicarte con la gente por mensajes de texto, WhatsApp, Facebook o la que sea.

Ahora mira el emoji que usas con más frecuencia. Por lo general, es el primero que aparece. Pregúntate:

- ¿Qué significa para ti ese emoji?
- ¿Cuándo fue la última vez que de verdad experimentaste esa emoción?
- Tómate un momento para examinarte por dentro porque este ejercicio tiene mucha más enjundia emocional de lo que parece a simple vista. Percibe tus sensaciones, respira hondo con el vientre (como en el capítulo 1) y siente que estás bien.
- Ahora, si es una emoción que te hace sentir bien, explora y piensa en lo que puedes hacer para llevar de manera activa más de ese sentimiento a tu vida.
- Si es una emoción menos placentera, explora las circunstancias, el contexto y las personas que te rodeaban cuando te sentiste así por última vez.

Este sencillo juego ayuda a pasar de la conciencia a la aceptación porque puedes reconocer que en la vida real existe cierta desconexión entre lo que representas y tu micromundo emocional. De manera crucial, en esta etapa de aceptación no hay juicio ni culpa. La comprensión recién formada de cómo la sociedad y las experiencias de los primeros años de vida han afectado a la forma en que te enseñaron a controlar tus sentimientos puede explorarse más a fondo. Porque, por supuesto, no estás tú solo en este tipo de bloqueo emocional, y si estás padeciendo este Tema del Micro T de la Insensibilidad, ten paciencia contigo mismo. Puede llevar algún tiempo generar diversidad en tu emociobiota porque es un proceso de aprendizaje. Como tal, desearía que pudiera enseñarse sobre ello en el colegio desde una edad temprana hasta la graduación, ya que es uno de los conocimientos más importantes para la vida.

MÁS QUE PALABRAS...

Rara vez nos enseñan alfabetización emocional en la escuela y en algunas culturas ni siquiera tenemos la gama de palabras necesaria para abarcar por completo la emociobiota humana. A quienes vivimos en países donde el inglés es el idioma principal, nos han dado un trato bastante injusto. Aunque el inglés tiene más palabras individuales que muchas otras lenguas, es una herramienta bastante pobre cuando se trata de términos emocionales y relacionales.[17] Hay cientos de palabras y frases en otros idiomas muy vívidas y precisas que no tienen equivalente en inglés. He aquí una lista muy corta de algunas:

PALABRA	LENGUA DE ORIGEN	SIGNIFICADO
Kanyininpa	Pintupi (aborigen)	Relación entre quien sostiene y quien es sostenido, similar a los profundos sentimientos que genera la crianza en los progenitores respecto de los hijos.
Asabiyyah	Árabe	Noción de espíritu comunitario.
Bazodee	Criollo (trinitario)	Estar mareado y aturdido, en una confusión eufórica; a veces se usa en el contexto del amor romántico.
Fjaka	Croata	Estado de profunda relajación del cuerpo y la mente, o la «dulzura de no hacer nada» y un «estado de ensueño».
Krasosmutněn	Checo	Hermosa tristeza o un estado de «melancolía gozosa».
Arbejdsglæde	Danés	Felicidad, placer o satisfacción que proviene del trabajo.

PALABRA	LENGUA DE ORIGEN	SIGNIFICADO
Gezellig	Holandés	Sentimientos de comodidad, consuelo, amabilidad, intimidad, todo en relación con una experiencia compartida con otros
Myotahapea	Finés	Vergüenza indirecta, sensación de vergüenza ajena.
Suaimhneas croi	Gaélico	Paz en el corazón, por ejemplo, la sensación de haber terminado un día de trabajo.
Sitzfleisch	Alemán	Capacidad de perseverar en tareas difíciles o tediosas, como un tipo de resistencia.
Vacillāre	Latín	Noción de deambular, en la que la experiencia del viaje es más importante que el destino.
Firgun	Hebreo	Deleite sincero y orgullo manifiesto por los logros de otra persona o por algo bueno que le haya sucedido.
Jugaad	Hindi	Ser flexible cuando se resuelven problemas con recursos limitados, «arreglárselas».
Iktsuarpok	Inuit	Ilusión embriagadora al esperar a alguien y mirar hacia afuera o salir para comprobar si ya llegó.
Sprezzatura	Italiano	Descuido estudiado o indiferencia oculta pero esforzada.
Nakama	Japonés	Amigos más cercanos que se sienten como familia.
Sarang	Coreano	Amor tan fuerte que deseas estar con alguien hasta la muerte.

PALABRA	LENGUA DE ORIGEN	SIGNIFICADO
Xīn rú zhǐ shuǐ	Mandarín	Sensación de paz con uno mismo y mente tranquila sin pensamientos que distraigan.
Desenrascanco	Portugués	Capacidad de zafarse con gracia de una situación problemática con improvisación.
Mudita	Sánscrito	Felicidad indirecta, al deleitarse con la alegría de otra persona.
Vemod	Sueco	Tristeza tierna, pero tranquila, porque algo importante para ti terminó y nunca lo recuperarás.
Kilig	Tagalo (austronesio)	Mariposas que sientes en el estómago cuando interactúas con alguien que te gusta, aunque no de manera necesaria en un sentido romántico.

El lenguaje da forma a nuestra comprensión y percepción del mundo, por lo que tener las herramientas (el vocabulario) para expresar toda la gama de emociones humanas es de gran ayuda cuando se trabaja con Micro Ts. Aprender palabras y frases adicionales es útil, pero si tu idioma principal tiene poca diversidad emocional, tal vez puedas usar vías creativas como el arte y la música para nutrir la emociobiota.

PASO 3 DE LA ESTRATEGIA CAA: ACCIÓN

Trabajo con psicología del mundo real y, como tal, mi enfoque es realista y centrado en el paciente. Por lo tanto, el objetivo no es convertirme en una misionera o predicadora emocional de la noche a la mañana, sino ayudar a la gente a salir de la languidez y la insensibilidad de manera gradual y sostenible. A las personas, con frecuencia, les resulta difícil expresar emociones porque vivimos en entornos donde los Micro Ts nos han enseñado a reprimirlas, por eso la terapia de conversación desde un principio puede ser complicada. Así que en esta etapa de acción de la estrategia CAA exploraremos algunos tipos de ejercicios no verbales para alimentar tu emociobiota y, por supuesto, puedes hacer un seguimiento con un terapeuta cuando quieras.

La lista de reproducción de sentimientos

Las canciones nos llegan porque provocan una reacción emocional. Sea del género que sea, nuestra música preferida nos provoca sentimientos intensos y poderosos, ¡al menos la que tenga buenas melodías! Si la música te llega más que las palabras, crea una lista de reproducción de sentimientos. En lugar de incluir solo tus canciones favoritas, elige las que te hagan sentir una variedad de emociones. Observa la rueda siguiente y selecciona al menos una de las emociones principales para cada canción. Aquí también puedes usar los pasos del juego del emoji para seguir desarrollando la alfabetización emocional, ya que cuando comenzamos a tomar conciencia y expandir la emociobiota, podemos manejar las inevitables curvas de la vida de manera más efectiva, fortaleciendo el sistema inmunitario psicológico.

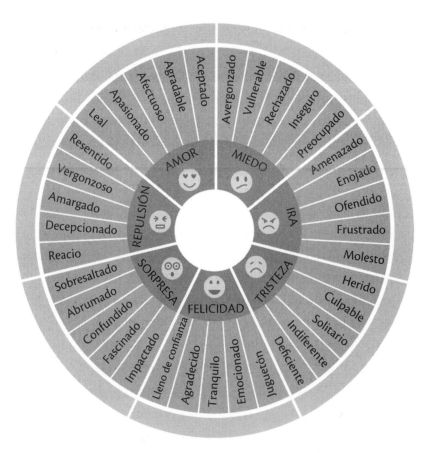

Figura 3.2: Rueda de emociones

Regreso al futuro: cómo usar el poder de la nostalgia para mejorar tu emociobiota

Cuando nos sentimos insensibles, perdemos el sentido del tiempo y el espacio, por lo que una forma de manejar esos sentimientos y alimentar la emociobiota es mirar en el espejo retrovisor de nuestra vida. Los estudios han demostrado que cuando se desencadenan sentimientos nostálgicos, los vínculos sociales se fortalecen, aumenta la autoestima y la felicidad.[18] La nostalgia también nos protege de futuros episodios de depresión, porque con frecuencia encontramos consuelo en la nostalgia, en especial durante situaciones difíciles. Esos recuerdos nos traen a la mente momentos en los que nos sentíamos seguros y protegidos (una necesidad humana básica). Con frecuencia, las personas se inclinan de manera natural a la nostalgia cuando atraviesan dificultades de la vida, y es posible que notes más guiños culturales al pasado cuando una sociedad en su conjunto experimenta problemas.

A veces la gente confunde la nostalgia con «estar atrapado en el pasado» y las connotaciones negativas de no seguir adelante emocionalmente. Pero la nostalgia no funciona de esa manera, sino que nos permite conectar la vida presente con el significado y el valor personal, que también es piedra angular de la salud mental y nos proporciona una sensación de autoeficacia para afrontar los desafíos que tenemos por delante, en lugar de mantenernos atrapados en un estado estático de insensibilidad. De hecho, ese estímulo a la confianza en uno mismo aumenta el optimismo,[19] que actúa como un factor protector tanto de la salud física como mental, así que desempolva tus calentadores y prueba algunos de estos consejos:

- **Recuerda con el sentido del olfato.** Los aromas y los olores desencadenan sentimientos nostálgicos de inmediato. Entonces, si hay un olor que te transporta a un momento en particular reconfortante, por ejemplo, el baño de tus abuelos, la cocina de tu madre, ¡incluso el comedor de tu escuela!, recrea ese aroma para volver a sentir la calidez, sentirte seguro y cuidado, no solo cuando las cosas se ponen difíciles, sino de forma regular para calmar una mente moderna agotada.
- **Rememora con fotografías,** tanto si se trata de fotos impresas a la antigua como de fotos del móvil, ya que tendemos a no mirarlas cuando estamos insensibles. Puedes usar la función de «recuerdos» del móvil, que

te mostrará una pequeña presentación de diapositivas de momentos particulares, o hacer un viaje al desván y desempolvar algunas Polaroids: lo importante es conectarse con el pasado a través de imágenes fotográficas. Es beneficioso cuando estamos atrapados en languidecer porque nos recuerda lo lejos que hemos llegado y que, de hecho, tenemos los recursos interiores para hacer frente a las dificultades de la vida, ahora y en el futuro.

- **La música es otra forma poderosa de activar los sentimientos de nostalgia** y hace que el cuerpo se mueva cuando estás un poco deprimido. ¡Incluso los que odian el baile sonríen cuando se ven obligados a menear el esqueleto! La nostalgia evocada por la música mejora la inspiración, fortalece el sentido de la vida y amortigua el impacto de las emociones desagradables crónicas.[20] Hay aplicaciones que hacen que la música digital suene como un vinilo, sin necesidad de un tocadiscos antiguo (si es que tienes edad para recordar esas cosas). Pero para cualquier persona de cualquier edad, la música es un desencadenante muy fuerte de la nostalgia, así que añádela a tu lista de reproducción de sentimientos.

- **Dedica cinco minutos a escribir un recuerdo nostálgico.** Dale vida con tantos elementos como puedas recordar: la gente, el lugar y, por supuesto, las vistas, sonidos y olores del día. Es posible que te sorprenda la cantidad de detalles finos que están al acecho en tus bancos de memoria. Si esta actividad crea intensas oleadas de emoción dentro de ti, usa el ejercicio de respiración de la página 51 y trata de sentir curiosidad por esos sentimientos, en lugar de obligarlos a regresar a los rincones de tu mente. A veces mirar hacia atrás parece contradictorio (incluso incómodo) y tu instinto puede decirte que mirar por el espejo retrovisor de tu mente solo te hará sentir tristeza porque los «tiempos más felices» han quedado atrás. Quizá temas a los sentimientos de fracaso o que la vida no haya resultado según lo planeado, pero confía en que al conectarte con la nostalgia desarrollarás resiliencia al permitir que tu emociobiota se llene de una combinación saludable de experiencias emocionales. El propósito es fortalecer tu sistema inmunitario psicológico y puede que te resulte interesante comprobar la amplia gama de sentimientos que crea este ejercicio, algunos que tal vez no hayas sentido desde hace mucho tiempo.

· Por último, practica la **«nostalgia anticipatoria»**:[21] el proceso de saborear una experiencia particularmente agradable para volver a ella en un momento posterior. La próxima vez que sientas emociones o sensaciones agradables, observa tantos detalles sobre el entorno y la experiencia como puedas y archívalos en la carpeta de «buenos tiempos» del cerebro. Con la práctica te convertirás en un experto en reconocer esos momentos de la vida (a veces los llamamos momentos «mágicos» o «zen»). Al sintonizarte con acontecimientos positivos, aunque sean fugaces, te harás un regalo para futuros tiempos difíciles, y apreciarás verdaderamente la vida en el presente.

Hombro con hombro

La técnica de «hombro con hombro» es una excelente forma de engrasar las ruedas de una comunicación emocional más abierta. Uso mucho un método llamado «caminata y charla», también conocido como «ecopsicología», porque el entorno terapéutico tradicional de una sala de consulta puede ser una barrera para la expresión libre. Los espacios abiertos, como los parques, son una gran opción, aunque a veces me aventuro en museos y galerías y uso las obras de arte como base para la conversación. Aquí, el aspecto clave es que muchas personas, en particular los hombres, encuentran una conversación directa cara a cara más parecida a una entrevista de trabajo y pueden «actuar» en consecuencia. Por lo tanto, es posible que desees probar el método hombro con hombro en esta fase tres de la estrategia CAA con un amigo, pareja o ser querido de confianza.

Quizá descubras que puedes usar algunas de las habilidades de alfabetización emocional que has adquirido hasta ahora para identificar y poder expresar tus experiencias y emociones. De hecho, Noah programó una caminata y charla con su mejor amigo y le habló sobre la realidad de sus experiencias con las citas y otras cosas que notó que le estaban rondando por la cabeza. Sí, probablemente todo lo contaría en plan de broma y habría algún vacile por parte de su amigo, pero en lugar de hacer que Noah se sintiera avergonzado, dijo que lo hizo sentir cómodo, no «insensible». Eso sí, los dos estuvieron de acuerdo en que las citas por internet no valían la pena.

Escribe tu diario.
Consejos de la doctora Meg para la alfabetización emocional

1. ¿Qué emociones te resultan difíciles de aceptar? Si te sientes atascado, revisa la Rueda de emociones. Reflexiona sobre cómo manejas esas emociones en la actualidad.
2. ¿De qué manera puedes separar tus emociones de los comportamientos de los demás?
3. Me aferro a esa emoción porque...

MENSAJE FINAL DEL MICRO T DEL CAPÍTULO 3

En este capítulo exploramos la insensibilidad emocional, a veces denominada languidez, porque es un hecho común en nuestro mundo moderno. En este tema confluyen distintos Micro Ts y, como se ha dicho ya, el tuyo puede diferir del de otras personas. El truco es identificar tu constelación particular de Micro Ts y luego moverte con ellos a través de la aceptación y la acción para crear diversidad y alfabetización emocional. Todo esto alimentará tu micromundo emocional interior, la emociobiota, y te ayudará a manejar las dificultades de la vida.

4

Nacido para estar estresado

En este capítulo exploraremos:

- Las diferencias entre estrés y ansiedad.
- Cómo puede volverse problemática la respuesta al estrés.
- La ansiedad con alta funcionalidad.
- Cómo las amenazas y asociaciones presentes constituyen estrés, mientras que la preocupación y la rumiación causan ansiedad.
- Por qué usar diferentes técnicas para el estrés o la ansiedad es la clave para superar este tema tan común.

¿Nacimos para estar estresados... o ansiosos? ¿Cuál es la diferencia? ¿De verdad importa? Yo diría que sí, importa mucho, porque si conoces la diferencia entre ansiedad y estrés, y tienes una idea acerca de los Micro Ts asociados con ellos, estarás en una posición muy sólida para superar el más frecuente de los Micro T-emas.

La ansiedad y el estrés son las dificultades más comunes que veo en mi práctica; de verdad no puedo expresar lo frecuentes que son en nuestras sociedades modernas que no paran las veinticuatro horas. Mucha gente que experimenta tanto ansiedad como estrés crónicos acude a mí después de haber recorrido muchos caminos de tratamiento psicológico y autoayuda, además de visitar a su médico de cabecera y, a veces, a consultores especializados. Para algunos, estas terapias ayudan hasta cierto punto o en ciertas situaciones; otras personas llegan a mi consultorio con muy pocas esperanzas de que haya algo que las ayude de manera sustancial a liberarse de los efectos debilitantes de la ansiedad y el estrés.

Para muchos individuos la dificultad surge porque tendemos a combinar y usar los términos «estrés» y «ansiedad» de manera indistinta. Pero creo que si separamos la respuesta fisiológica al estrés innato de los aspectos cognitivos y perceptivos de la ansiedad, tendremos una gran ventaja a la hora de manejar estos problemas intrusivos que pueden desencadenarse por Micro Ts. Permíteme presentarte a Charlie para ilustrar todo esto.

Cuando Charlie llegó por primera vez a mi consulta, tenía algunos signos bastante visibles de estrés o ansiedad (o ambos). Se mordía la piel de alrededor de las uñas y podía verse que los dedos le habían sangrado, le costaba quedarse quieto y le temblaba la voz. Me infundió ánimo que hubiera logrado acudir a mí encontrándose en un estado tan estresado y sabía que era un buen augurio para el futuro, ya que se necesita mucho compromiso para ir a un profesional cuando te sientes así. He aquí lo que Charlie me contó:

He intentado todo, absolutamente todo para poner esto bajo control. Comenzó cuando iba a la universidad, casi desde que entré... creo. Bueno, no al principio, la semana de los estudiantes de primer año fue buena y me llevaba bien con todos en los pasillos, pero cuando empezaron las clases comencé a sentirme muy estresado. Me refiero a de verdad estresado, tanto como para querer salir corriendo de la sala de conferencias de la facultad. Así que me enviaron al servicio de salud mental de la universidad y tuve seis semanas de terapia cognitivo-conductual. Parecía ayudar un poco, pero no de verdad. Seguía sintiéndome como si me fuese a dar un ataque al corazón cuando entraba en clase.

Charlie describió los síntomas clásicos de la respuesta al estrés (consulta el cuadro de las páginas 109-111), pero me preguntaba qué Micro Ts podrían estar impulsándola. Por lo tanto, iniciamos la fase de toma de conciencia de la estrategia CAA y hablamos sobre las diferencias entre estrés y ansiedad, y por qué el tratamiento anterior pudo no ayudar a Charlie tanto como nos hubiera gustado.

PASO 1 DE LA ESTRATEGIA CAA: CONCIENCIA

¿Qué es el estrés?

La palabra «estrés» se usa principalmente en el plano psicológico hoy en día, pero proviene de la física y significa empujar un material más allá de su nivel de tolerancia. Cuando pensamos en esta definición de estrés, empieza a tener sentido... Coge un clip, por ejemplo; verás que es posible doblar el metal bastante hacia atrás y volverá a su forma original. Pero si estiras el clip más allá de su tolerancia, se estirará demasiado y no podrá volver a ser como antes. Con frecuencia vemos el estrés y los Micro Ts asociados de esta manera, cuando la tensión y las torsiones que a veces sufrimos en la vida nos dejan sintiéndonos bastante torcidos e incapaces de volver a estar en forma.

Antes de que suceda este cambio de forma, hay mucho mar gen de maniobra en el clip y en nosotros. El cuerpo está muy bien equipado para hacer frente a situaciones difíciles a través del sistema nervioso autónomo. Este sistema tiene dos ramas opuestas pero complementarias: el nervioso simpático y el parasimpático. El sistema nervioso simpático es el que controla cómo respondemos al estrés con lo que se denomina normalmente «respuesta al estrés» o «respuesta de lucha, huida o paralización». Pero así como el clip siempre quiere volver a su forma original, de manera fisiológica el cuerpo y la mente también quieren por instinto regresar a un estado de homeostasis, donde todo marcha bien. Aquí interviene el sistema nervioso parasimpático, que actúa como un contrapeso a la respuesta al estrés, básicamente volviendo del estado de lucha, huida o paralización al estado de «descanso y digestión», en el que nos recuperamos, restablecemos y crecemos.

Por qué estamos programados para el estrés

Eso no quiere decir que la respuesta de lucha, huida o paralización sea un estado malo o negativo; de hecho, ¡no estaríamos vivos si no la tuviéramos! En ese sentido, el «estrés» es una respuesta fisiológica adaptativa que básicamente está integrada en nuestro cerebro. Lo que queremos decir con «adaptativo» es que nos ha permitido sobrevivir y evolucionar hasta convertirnos en los seres humanos que somos hoy. Es fisiológico porque cuando se desencadena la respuesta al estrés se activa una cascada de procesos corporales. Aunque el estrés puede sentirse como si fuera un fenómeno «mental», es de naturaleza muy física.

El famoso ejemplo que con frecuencia se utiliza es el de un ser humano primitivo que se enfrenta a un depredador como un león. Por supuesto, el ser humano no es rival para el león en circunstancias normales, así que el cerebro activa de manera automática la respuesta al estrés cuando se enfrenta a una amenaza de este tipo. Eso permite que una oleada de adrenalina y cortisol inunde el cuerpo, ¡lo que da lugar a unos superpoderes bastante impresionantes! La sangre se bombea con fuerza y rapidez, llevando oxígeno por todo el cuerpo, se libera glucosa para que los músculos tengan energía extra y las pupilas se dilatan de modo que nos convertimos en un superhumano, bueno, algo por el estilo.

En algún momento de la historia, estos cambios fisiológicos nos ayudaron a luchar contra el león, huir de él o quedarnos tan quietos que la bestia peluda no nos notara como alimento. O quizá con más exactitud, luchar, huir o esconderse de otros humanos de clanes rivales. Sea como fuere esa respuesta al estrés ha sido muy valiosa para nosotros como especie, tanto que casi no ha cambiado, a pesar de que nuestros entornos son mucho más seguros en muchos sentidos. Por eso, cuando un coche se detiene frente a nosotros en la autopista, podemos evitar una colisión antes de pensar de manera consciente en girar el volante. También por eso tal experiencia nos deja alterados, sin aliento y bastante agotados.

Esta respuesta es tan útil para nosotros, tan adaptable, que está programada y puede activarse cuando no estamos en peligro físico manifiesto. ¿Alguna vez has sentido latir con tanta rapidez el corazón en el pecho durante una entrevista de trabajo que sientes que se te va a salir? Los entrevistadores en realidad no te pondrán en un asador, pero el asado verbal desencadenará exactamente los mismos cambios fisiológicos que si te estuvieran atacando con lanzas.

Saber esto, la parte de toma de conciencia de la estrategia CAA, es el primer paso para controlar la respuesta automática e impulsada por la evolución. En el caso de Charlie, era importante averiguar si tenía algún Micro T que condujera a una asociación entre un entorno o interacción en particular en la universidad y la respuesta al estrés que se desencadenaba mientras estaba allí. Como siempre, planteé la reflexión central del Micro T y estas fueron las pistas que comenzaron a materializarse:

> No veo cómo me afectaría lo que voy a contarte, ya que no fue gran cosa en ese momento. Cuando era niño, digamos que tenía unos ocho años, participé en una obra de teatro de la escuela. Nunca había estado en un escenario con una sala abarrotada de público y simplemente me paralicé. Olvidé por completo todas mis líneas, creo que lo llaman quedarse en blanco, solo veía pares de ojos mirándome. Al final, el maestro tuvo que salir a buscarme y me costó trabajo estar entre mucha gente durante un tiempo después de eso.

Luego le pregunté a Charlie si alguna vez había intentado volver al escenario y me dijo que no, que evitaba de manera activa cualquier tipo de teatro y siempre lograba escabullirse de las presentaciones, incluso en grupos pequeños. Qué casualidad que Charlie no hubiera considerado que eso fuera relevante para lo que sucedió en la universidad..., ya que el terror vivido había sido al comienzo del curso al ver una gran sala de conferencias con un estrado.

Cómo puede volverse «condicionada» la respuesta al estrés

A finales del siglo XIX y principios del XX, los investigadores conocidos como «conductistas» realizaron experimentos para ver cómo aprenden el comportamiento las personas y los animales. Los conductistas creían que aprendemos solo respondiendo a aspectos del entorno, que somos una caja negra pasiva que se ocupa de la información del entorno, lo que conduce de manera directa a nuestros comportamientos externos. Además, los conductistas creían que aprendemos asociando señales ambientales con reacciones, lo que se conoce como condicionamiento clásico. Por ejemplo, el fisiólogo ruso Iván Pávlov notó que un perro no solo salivaba cuando veía comida, también solo con ver a la persona que lo alimentaba. Es obvio que los perros no están programados para salivar cuando ven a un humano, por lo que aquel can aprendió con el tiempo que la persona también significaba comida. Pávlov reprodujo en un experimento esta observación asociando la comida con el sonido de una campana y he aquí que el perro comenzó a babear con solo el sonido de la campana. Por lo tanto, se creó una respuesta a partir de dos cosas previamente no relacionadas.

Este tipo de experimento fue repetido por John B. Watson y Rosalie Rayner en las décadas de 1910 y 1920 con un niño conocido como «pequeño Albert». El objetivo era crear una respuesta (es decir, «condicionar» una respuesta particular, en este caso miedo y estrés) asociando una rata blanca con un ruido fuerte y aterrador. Al principio, a Albert le gustó bastante la rata peluda, pero después de la asociación con el ruido aterrador se asustaba no solo de la rata, sino también de otros objetos con características similares, como el perro de la familia, un abrigo de piel, incluso una máscara de Santa Claus; por lo tanto, la respuesta asociada se generalizó. Por supuesto, en la actualidad ese experimento se consideraría poco ético; de hecho, hay mucho debate y curiosidad sobre qué le pasó al pequeño Albert. Algunos dicen que murió de hidrocefalia a los seis años; otros, que vivió una vida larga y fructífera pero con miedo a los perros. Cuando era estudiante de grado, mis libros de texto afirmaban con confianza que el niño estaba descondicionado, pero eso es poco probable y no hay duda de que si el investigador hubiera invertido las respuestas condicionadas habría publicado los hallazgos. De verdad lo siento por ese niño y espero que donde sea que haya terminado sepa lo importante que fue su papel para nuestra comprensión del estrés. El «pequeño Albert» nos enseñó que es posible crear asociaciones entre dos aspectos de la vida que antes no estaban conectados, y eso resulta de un valor inestimable cuando se trata de descifrar qué es el estrés y qué es la ansiedad.[22]

Con Charlie, exploramos si era posible que las características del escenario del colegio le hubieran llevado a una respuesta condicionada al estrés. Al profundizar en la primera vez que Charlie tuvo una respuesta aguda al estrés en la universidad, recordó bastantes similitudes entre los dos entornos. Los asientos, el tamaño y la naturaleza cerrada de la sala de conferencias eran similares al escenario del colegio. Pero Charlie estaba algo frustrado en este punto y no entendía por qué su tratamiento psicológico anterior le había ayudado de manera parcial si sus Micro Ts giraban en torno a la obra de teatro escolar.

La diferencia entre estrés y ansiedad

El estrés, en realidad la respuesta al estrés, es una reacción a una amenaza presente en el momento, que con frecuencia llamamos «factor estresante». Para Charlie, todos aquellos ojos mirándolo fijamente en la oscuridad, dentro de una estancia grande de la que era difícil escapar, actuaron como poderosos desencadenantes de una respuesta aguda al estrés. Pero la ansiedad tiene mucho más que ver con nuestras percepciones, y por lo general se basa en acontecimientos pasados o futuros. Como Charlie no había vuelto a estar en ningún escenario, no tuvo oportunidad de disminuir la asociación entre las características ambientales (filas de asientos, señales de salida de emergencia, espacio cerrado) y esa respuesta al estrés. Por lo tanto, cuando la respuesta se desencadenó de manera automática en la universidad, Charlie comenzó a preocuparse pensando que el problema era el nerviosismo por estar en la universidad… y empezó a angustiarse mucho por cómo eso afectaría a su futuro, lo que la gente pensaría de él y una gran cantidad de otras ansiedades.

La diferencia fundamental entre el estrés y la ansiedad tiene que ver con nuestro lugar en el tiempo. La respuesta al estrés

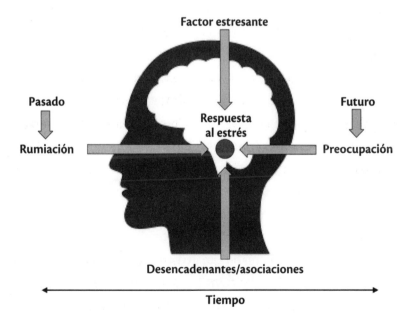

Figura 4.1: Estrés, ansiedad y tiempo

se genera por una amenaza presente o se desencadena por una asociación (en el caso de Charlie, el ambiente de la sala de conferencias), mientras que la ansiedad es un cúmulo de pensamientos basados en el futuro (preocupación) o el pasado (rumiación).

La confusión surge porque los humanos somos una especie muy inteligente y podemos imaginar una gran cantidad de escenarios peligrosos y seguros. Por eso tanto la preocupación como la rumiación (formas de pensamiento ansioso) desencadenan la respuesta al estrés. Nuestra mente y cuerpo no saben la diferencia entre una amenaza presente y una amenaza percibida y, como tal, pensar en el pasado y el futuro de manera negativa también activa la respuesta al estrés de lucha, huida o paralización. En realidad, permíteme corregir eso: nuestra mente y cuerpo no notan la diferencia hasta que los entrenamos para ver qué es el estrés y qué es la ansiedad (consulta la fase de acción que viene más adelante).

Es útil preguntarse lo siguiente para saber si sientes estrés o ansiedad:

¿Dónde me encuentro más, en el pasado, presente o futuro?

Comprender las diferencias sutiles entre el estrés y la ansiedad es vital para superar los Micro Ts en torno a este tema, ya que hay métodos que funcionan para el estrés y no para la ansiedad. Es complicado saber cuál es cuál porque los síntomas son similares: una amenaza presente, asociaciones, rumiación y preocupación desencadenan la respuesta fisiológica al estrés en una parte profunda y antigua del cerebro llamada amígdala. Muchas personas la llaman nuestro cerebro reptiliano, porque es instintivo y algo automático, en lugar de analítico.

Pero la ansiedad gira en torno a patrones de pensamiento y cognición de nivel superior, por lo que debe procesarse a través de una parte más evolucionada del cerebro conocida como córtex antes de que estos pensamientos puedan filtrarse hasta la amígdala.[23] Por eso a Charlie no le cuadraban los síntomas de la respuesta al estrés; en la terapia anterior había estado trabajando a nivel cognitivo, desenredando pensamientos preocupantes, mientras que en la universidad el desencadenante había sido una asociación condicionada. En otras palabras, el cerebro reptiliano de Charlie estaba respondiendo al entorno de manera inmediata a través de su amígdala programada para la supervivencia, mientras que las técnicas que le habían enseñado eran métodos cognitivos de alto nivel demasiado lentos para usar en ese momento.

En conjunto, los Micro Ts pueden influir tanto en el estrés como en la ansiedad, ya que una experiencia previa puede impulsar tu respuesta al estrés en ciertas situaciones, pero los Micro Ts también afectan a nuestras percepciones, por eso generan ansiedad y numerosos agujeros mentales que luego desencadenan la respuesta al estrés y todos sus síntomas fisiológicos.

Los signos y síntomas de la respuesta al estrés

Cómo se siente la respuesta al estrés de manera física, en el momento:

- Experimentas sensaciones cardiovasculares que incluyen palpitaciones (cuando sientes que tu corazón se salta un latido, que está acelerado, incluso que la sangre bombea a través del cuerpo a un ritmo acelerado).
- Te tiembla la voz y, en casos extremos, te resulta difícil hablar de manera correcta, ya que se alteran los patrones de respiración.

- Tienes síntomas gastrointestinales como dolor de estómago o necesidad urgente de ir al baño.
- Sientes mayor necesidad de vaciar la vejiga, ambos mecanismos son para que sea más fácil luchar o huir.
- Te sientes nervioso e inquieto, te resulta difícil quedarte quieto o tienes la abrumadora necesidad de escapar.
- Puedes sentir rubor en el cuello y la cara, o las orejas te empiezan a arder y enrojecerse.
- En general, podrías sentir mucho calor y sudores.

Cómo se siente la respuesta al estrés de manera cognitiva, tanto a corto como a largo plazo:

- La concentración puede verse afectada durante el estrés agudo conforme la mente se acerca a la amenaza percibida.
- Otras funciones cognitivas, como la memoria, empeoran a medida que los recursos cognitivos se asignan a la lucha o huida.
- A más largo plazo, con el estrés crónico, las funciones de orden superior, como la toma de decisiones, pueden debilitarse.
- Además, con el estrés crónico, puedes experimentar afasia temporal, donde encontrar la palabra correcta parece difícil (es la sensación de tener algo en la «punta de la lengua»).

Cómo se siente la respuesta al estrés de manera emocional y social, si no puedes volver a un estado de reposo:

- Puedes sentirte irritable, arremetiendo contra pequeñas cosas (o personas) que por lo regular no te molestarían.
- Por otro lado, podrías sentir necesidad y deseo constantes de reafirmación.

- Podrías sentir que el mundo se está cerrando (sentirte abrumado es un signo común de estrés insostenible).
- Dormir no es más que un sueño lejano, los problemas para conciliar el sueño y permanecer dormido están asociados con el estrés a largo plazo.
- La intimidad y el sexo también pueden verse afectados, la pérdida de la libido puede ser una señal de que algo tiene que ceder en tu vida.

El estrés a largo plazo, ya sea causado por asociaciones de amenazas o por ansiedad, puede causar problemas de salud importantes, como enfermedades cardiovasculares y disfunción del sistema inmunitario. Los estudios demuestran que si te encuentras en un estado de estrés crónico, es más difícil deshacerse de un virus, incluso la cicatrización de heridas lleva más tiempo.[24] Por lo tanto, vale la pena trabajar con la estrategia CAA para controlar tu respuesta al estrés.

PASO 2 DE LA ESTRATEGIA CAA: ACEPTACIÓN

Charlie ahora podía ver cómo el incidente de Micro T de su etapa escolar le causó estrés en aquel momento hasta tal punto que se creó en la programación de su cerebro una asociación que posteriormente se desencadenó en la universidad. También era consciente de que esa reactivación de respuesta al estrés generaba ansiedad en forma de preocupaciones futuras: «¿Cómo me las arreglaré si ni siquiera puedo sentarme en una sala de conferencias?». Esta es una distinción tan fundamental… y por lo general no se reconoce. Otro ejemplo es Logan, quien en cierto sentido tuvo una experiencia opuesta a la de Charlie. Logan padecía muchos de los síntomas físicos de la respuesta al estrés y los atribuía al «estrés en el trabajo». Usó una variedad de técnicas, como afirmaciones diarias, ejercicios de respiración y desfogarse en el gimnasio, pero esas «soluciones» ya no funcionaban. En este caso, necesitábamos asegurarnos de que la respuesta al estrés de Logan de verdad se desencadenaba por el estrés o las asociaciones del momento y no por ningún otro tipo de patrón de pensamiento ansioso, como la preocupación o la rumiación.

Ejercicio: Separar el estrés de la ansiedad

Con frecuencia, las personas experimentan manifestaciones físicas, cognitivas y emocionales de la respuesta al estrés, pero no saben por qué. Una forma de saber si lo que te está causando dificultades es el estrés (o un factor estresante) o la ansiedad es definir si está relacionado con un problema actual o con una situación hipotética. Para hacerlo pregúntate:

«¿Hay algo que pueda hacer al respecto ahora mismo?».

Si la respuesta es «sí», lo más probable es que estés afrontando un factor estresante o una asociación actual, por ejemplo, un cliente exigente. Logan era vendedor y sabía cómo manejar situaciones estresantes en el trabajo, por lo que ese no era el meollo de su problema. Por lo tanto, era más probable que la razón por la que a Logan le resultaba difícil controlar sus síntomas tuviera más que ver con una situación hipotética; en otras palabras, estaba experimentando ansiedad.

Tal vez esto resulte desconcertante cuando un Micro T está enterrado en lo profundo de nuestra psique. Le planteé la reflexión inicial del Micro T a Logan y observé cómo pensaba con cuidado qué acontecimiento o experiencia lo había impactado o cambiado de una manera importante, pero no pensó que fuera lo bastante grave como para mencionarlo. Entonces, me miró directamente a los ojos y dijo que su padre era narcisista. Logan tenía numerosos pensamientos ansiosos acechando en los rincones de la mente sobre el conflicto entre querer que su padre se enorgulleciera de él, a la vez que luchaba por liberarse de su control. Las situaciones hipotéticas que merodeaban en su conciencia eran preocupaciones que no se resolvían de manera activa, ya que no podemos cambiar a otras personas. Ninguna cantidad de levantamiento de pesas en el gimnasio, triatlones Iron-Man o afirmaciones de «¡tú puedes hacerlo!» superarían de manera adecuada la sensación de que su padre, en realidad, no lo tenía en cuenta. Por eso la parte de la aceptación de la estrategia CAA es dolorosa, ya que nos damos cuenta de que a veces no podemos cambiar aspectos de nuestra vida, pero sí aprender a reconocer y manejar los pensamientos ansiosos. Primero aprendamos a controlar la respuesta fisiológica al estrés, algo en lo que Logan tenía práctica, pero que Charlie necesitaba experimentar.

Cómo aprender a controlar la respuesta fisiológica al estrés

Este método es una forma de entrenarse para no reaccionar de manera inmediata a la respuesta al estrés y, con el tiempo, controlarla. Aquí se nos anima a tener curiosidad por los síntomas físicos de la respuesta al estrés, para que no sintamos el abrumador deseo de escapar de esas sensaciones fisiológicas cuando ocurran. Con la práctica, esta técnica también te permitirá controlar las señales un tanto aterradoras que tu cuerpo te da cuando la respuesta al estrés está en pleno apogeo, como un corazón acelerado, mareos y voz temblorosa.

Siéntate o acuéstate en una posición cómoda, no es necesario apresurarse, así que tómate tu tiempo.

Ahora imagina la situación que desencadena tu respuesta al estrés; con Charlie, nos enfocamos en una sala de conferencias, ya que ese fue el desencadenante significativo más reciente.

Trae a la mente los detalles. ¿Dónde estás? ¿Cuál es tu posición en el espacio? En tu mente, mira hacia arriba, abajo, izquierda y derecha.

A medida que empieces a sentir las sensaciones de la respuesta al estrés, recuerda que estás bien y que para eso estamos aquí. Si las sensaciones no han comenzado, intenta recordar cómo te sentiste en la situación desencadenante.

Ahora examina tu cuerpo, notando cómo sientes las sensaciones en diferentes áreas.

Quédate con esas sensaciones por un momento, aunque te sean incómodas.

Si una sensación en particular es fuerte, siente curiosidad por ella, explórala como si fueras un extraterrestre de otro planeta investigando.

Piensa en términos de «esto es fascinante, me pregunto qué vendrá después».

Luego describe el sentimiento con tus propias palabras, por ejemplo, «este corazón late tan rápido como el de un conejo».

También sé curioso acerca de cualquier pensamiento que tengas, por ejemplo, «¡Realmente quiero escapar de esto ya!».

En lugar de apartar estas sensaciones físicas, quédate con la experiencia, permite que sea incómoda pero interesante.

Luego acepta que este es tu cuerpo tratando de mantenerte a salvo y agradécele que te cuide.

Ahora puedes pasar a otra sensación o concluir el ejercicio asegurándole a tu cuerpo que está bien, que tú te encargas a partir de ahora y que puede crear una respuesta más adaptativa a ese desencadenante.

Como cualquier técnica, cuanto más se practica, más fácil se vuelve, y con el tiempo notarás que tus respuestas al estrés cambian y se debilitan. De hecho, aunque al principio Charlie encontró la noción del ejercicio estresante en sí, después de algunas sesiones, el enfoque de sentir curiosidad por su respuesta al estrés pareció robarle su dominio sobre él. Y así llegamos al punto en el que estábamos listos para pasar a la fase de acción de la estrategia CAA.

La maldición de la ocupación: la ansiedad con alta funcionalidad y cómo gobierna tu vida

Así como algunas personas tal vez tengan síntomas depresivos pero parecen funcionar a un alto nivel, lo mismo puede decirse de los individuos con ansiedad. La gente con ansiedad de alta funcionalidad suele ser la mejor de su clase y triunfadora. Normalmente son esas personas de las que pensamos: «¿Cómo pueden hacer todo eso?». La raíz puede ser el Micro T que alimenta lo que yo llamo la «maldición de la ocupación»: ocuparse sin tregua para distraer los pensamientos ansiosos.

A veces la distracción es un mecanismo de afrontamiento beneficioso, por lo general a corto plazo, pero cuando se usa tanto que la conciencia es baja (volviendo al primer paso de la estrategia CAA), puede ser una señal de que la ansiedad subyacente es la fuerza impulsora. ¿Te resulta incómodo no hacer nada, simplemente ser? ¿Saltas de una tarea a otra sin pensar, sintiéndote como un observador en tu vida? Si eso te suena familiar, la ansiedad con alta funcionalidad y la maldición de la ocupación tal vez estén en acción, así que pregúntate:

- ¿Te cuesta trabajo relajarte?
- ¿Se te mueve la mente de manera inmediata a la siguiente tarea tan pronto terminas la actual, o incluso antes?
- ¿Te cuesta trabajo concentrarte en una sola cosa a la vez?
- ¿Otras personas te describirían como sobrehumano, un gran triunfador o bueno bajo presión?
- ¿Tienes miedo de decepcionarte a ti mismo o, peor aún, a los demás si no estás al tanto de todo?
- ¿Sueles llegar temprano o ser el primero en llegar a una reunión o una fiesta? ¿Y eres la última persona en irse, ya que, por ejemplo, te has ofrecido a limpiar?
- Por fuera, ¿pareces calmado y que tienes el control, pero por dentro tu mente está corriendo a cien por hora, un poco como la imagen de un cisne deslizándose con tranquilidad por el lago pero remando enérgicamente bajo el agua?
- ¿Dirías que tiendes a pensar, hacer o prepararte en exceso?

Este patrón y ciclo de distracción-ansiedad-distracción puede gobernar tu vida, así que comienza con la estrategia CAA y toma algo de conciencia para identificar primero si te suena familiar. Luego sigue los consejos del capítulo para abordar tus Micro Ts con aceptación y acción.

PASO 3 DE LA ESTRATEGIA CAA: ACCIÓN

Al igual que con todos los Temas de los Micro Ts, estos métodos deben adaptarse a tus necesidades, en función de si el estrés presente y los desencadenantes asociativos son el problema central o si la preocupación y la rumiación son los impulsores de tu respuesta al estrés. Por supuesto, muchas personas experimentan ambas, así que puedes elegir y combinar las técnicas en esta etapa de acción de la estrategia CAA.

Soluciones y consejos rápidos para manejar la respuesta al estrés

Los siguientes son métodos para afrontar una amenaza presente, asociación o desencadenante de la respuesta al estrés. Como siempre ocurre con los consejos rápidos, es útil usarlos a la vez que también realizas el trabajo a largo plazo en tus Micro Ts.

Ataja el estrés con los sentidos

Los sentidos son nuestros superpoderes: úsalos para anular la respuesta al estrés. Este es un excelente tipo de distracción para una solución a corto plazo, justo antes o después de una situación estresante para ayudarte a salir de la respuesta al estrés y sus manifestaciones desagradables. Usa lo que más te convenga. La clave es causar impacto en tus sentidos para que tu atención se desplace del factor estresante a una de las siguientes sensaciones. Pero también puedes pensar en las tuyas propias.

- Sentido del tacto: sumerge la mano en una bolsa de hielo y mantenla ahí unos momentos.
- Sentido del oído: pon música a todo volumen. ¡Usar auriculares suele ser lo mejor para no molestar a los que te rodean!

- Sentido del olfato: mete la nariz en una bolsa de papel con queso azul muy fuerte u otro alimento de aroma intenso y respira con rapidez el poderoso olor.
- Sentido del gusto: muerde un limón y experimenta la sensación superácida de la fruta.
- El sentido de la vista no suele dar un efecto tan inmediato, pero puedes distraerte de manera cognitiva leyendo un párrafo al revés, haciendo aritmética mental en tu cabeza (¡comprueba lo difícil que es multiplicar sin la calculadora del móvil!) o haciendo una lista alfabética de tus series/películas favoritas de Netflix.

Amplía tu visión

Este es otro consejo rápido para manejar el estrés que se puede usar cuando estás en público, por ejemplo, en una reunión. Al encontrarnos en medio de una respuesta al estrés agudo, la visión se enfoca en el peligro (percibido) para ayudarnos a sobrevivir, lo que suele denominarse visión de túnel. ¿Alguna vez has notado que cuando estás en una situación estresante te resulta difícil recordar los detalles pequeños del lugar o el hecho? ¿Quizá después de hacer una presentación, un colega mencionó algo fuera de la sala de reuniones, pero no lo notaste en absoluto? Estabas tan consumido por el estrés de dar tu charla que no registraste nada más. Podemos revertir esta respuesta y activar el sistema nervioso parasimpático relajando y ampliando nuestra visión: cierra los ojos y luego ábrelos con lentitud para obtener más conciencia del campo visual periférico. Sigue mirando hacia adelante, pero observa de manera gradual el entorno más amplio. También puedes masajear con suavidad los lados de los ojos para ayudar en este proceso, pero esto no es necesario si te encuentras en un lugar público.

Mastícalo

En Northumbria, unos investigadores descubrieron que masticar chicle reduce el estrés agudo y los niveles de cortisol.[25] Curiosamente, esos científicos también descubrieron que la goma de mascar ayudaba al rendimiento. Pero el sabor no parecía importar, así que elige el que prefieras. Esta es una solución rápida y útil si estás fuera de casa y no puedes aplicar los consejos de los sentidos anteriores, ¡al fin y al cabo, quizá no tengas un congelador lleno de hielo a mano!

Ahhh... bosteza con energía

¿Sueles bostezar después de un día estresante? Tal vez no sea solo un reflejo del cansancio, sino una forma en que el cuerpo refresca el cerebro. Durante la respuesta al estrés, nuestro cerebro se calienta: bostezar es una especie de aire acondicionado fisiológico.[26] La razón por la que bostezamos cerca de la hora de acostarnos y al despertarnos es que la temperatura del cerebro es más alta por la noche y aumenta al despertarnos. Aunque existe un debate en curso sobre si bostezar es contagioso, lo cierto es que muchas personas pueden provocarse a sí mismas un bostezo imitando primero el gesto. Si lo practicas, promoverás la relajación y harás que te baje la temperatura de la cabeza.

Acción a largo plazo para manejar la respuesta al estrés

Estas son técnicas que solo mejoran con la práctica y que te permitirán liberarte de este Micro T-ema para siempre, lo que también te permitirá superar Micro Ts similares en el futuro.

Usa el poder del sistema nervioso parasimpático

Regular los patrones de respiración es una de las mejores formas de activar el sistema nervioso parasimpático y combatir la respuesta al estrés. En lugar de confiar solo en las soluciones rápidas anteriores, entrenar esta parte del sistema nervioso fortalecerá las vías neuronales y hará que sea mucho más fácil afrontar el estrés agudo. Me gusta pensar en el sistema nervioso parasimpático como el «paracaídas» incorporado que nos ayuda a reducir la velocidad y aterrizar con suavidad sobre la tierra durante los momentos difíciles.

La constancia es lo importante aquí. Si practicas abrir el paracaídas con regularidad, ¡te convertirás en un experto! Tu cerebro se acostumbrará tanto a interactuar con el sistema nervioso parasimpático que estará condicionado cuando te enfrentes a factores estresantes. Puedes usar la técnica que quieras, pero esta es una de mis favoritas porque es fácil practicarla en cualquier lugar y momento.

Práctico ejercicio de respiración

Charlie encontró esta técnica útil, ya que parecía más tangible y usa imágenes mentales para guiar la inhalación y la exhalación.

Abre la mano como si fuera una estrella y comienza el ejercicio con el dedo más pequeño. Inhala por la nariz profundamente para que sientas que el vientre se expande mientras recorres (con un dedo de la otra mano) tu dedo meñique hasta llegar a la punta. A continuación, exhala por la boca mientras vas recorriendo el interior del dedo, de modo que el vientre vuelva a hundirse al exhalar.

Pasa al dedo anular y vuelve a inhalar mientras recorres su borde exterior y exhala cuando recorras el borde interior.

De nuevo, inhala mientras recorres el lado externo del dedo corazón y exhala cuando lo recorras hacia abajo hasta la palma de la mano.

Continúa con el dedo índice antes de pasar al pulgar.

Repite este proceso con la otra mano y si algún pensamiento intrusivo comienza a interrumpirte, admítelo antes de volver con suavidad al ejercicio.

Esta técnica se usa con frecuencia para ayudar a los niños a manejar el estrés porque es un método muy fácil. También implica al sentido del tacto, que, de nuevo, ayudará a la mente y al cuerpo a entrar en un estado de descanso y digestión, en vez de uno de estrés.

Usa el ejercicio físico

¿Reconoces alguno de los síntomas del cuadro de las páginas 109-111 en otros momentos en los que no estés estresado? Muchos de los resultados fisiológicos del estrés son exactamente los mismos que cuando hacemos ejercicio (corazón acelerado, sudoración, glucosa por todo el cuerpo) y una forma inteligente de combatir el estrés es usar el ejercicio antes de una situación exigente. Se ha demostrado una y otra vez que los tipos de ejercicio aeróbico que hacen que la sangre bombee, como correr/trotar, nadar, andar en bicicleta/*spinning* y clases de baile/bombeo corporal, moderan la sensación de estrés.[27] Incluso veinte minutos serán suficientes y los efectos calmantes del ejercicio pueden durar muchas horas.[28, 29] Así que la próxima vez que tengas una presentación, vayas a una reunión familiar incómoda o tengas ante ti cualquier otro tipo de acontecimiento estresante, programa una sesión de ejercicios aeróbicos con no más de seis horas de antelación y no te sentirás tan abrumado. Si esto no es posible, usa toda la adrenalina y glucosa que tu cuerpo ha producido en la respuesta al estrés saliendo a correr o caminar a paso ligero después del acontecimiento. Ayudará a que cuerpo y mente vuelvan a un estado de homeostasis mucho más rápido y también aliviará la tensión muscular, otro síntoma de estar estresado.

Charlie disfrutaba con el ejercicio y le gustó mucho esta sugerencia, por lo que programó una sesión de gimnasio unas horas antes de trabajar en la siguiente terapia de exposición para facilitar aún más el proceso. Tal vez quieras hacer lo mismo.

Terapia de exposición: rompe las asociaciones

En el caso de que los Micro Ts hayan condicionado una respuesta al estrés con una señal ambiental o situacional particular, la terapia de exposición es la mejor manera de anular dicha asociación y reemplazarla con algo que conduzca a una reacción neutral o positiva. Si tienes una reacción muy severa a los desencadenantes, lo mejor es buscar un terapeuta que te ayude en el proceso (por ejemplo, si experimentas ataques de pánico), pero, por lo demás, la teoría es bastante sencilla. Al ponerte en la situación o entorno que desencadena la respuesta al estrés, el cerebro aprenderá que estás a salvo y que no necesita activar el sistema nervioso simpático para una respuesta de lucha o huida; solo lleva algo de tiempo y paciencia.

Hay dos tipos de terapia de exposición: *desensibilización sistemática* e *inundación*. Si bien hay investigaciones que respaldan la efectividad de ambos,[30] tiendo a pecar de precavida y sugiero el primero. Inundar, como imaginarás por el nombre, es saltar de cabeza a la situación desencadenante; para algunos es más rápido, pero en mi experiencia, a veces resulta contraproducente, ya que puede resultar abrumador. En cierto sentido, cuando Charlie entró en la sala de conferencias en su primer semestre en la universidad, lo que le ocurrió fue una especie de inundación, pero como no sabía que aquello era lo que había activado la respuesta al estrés, desarrolló algunas distorsiones cognitivas (consulta la siguiente sección) que le causaron ansiedad en forma de preocupaciones sobre el futuro. La desensibilización sistemática te permite desarrollar las habilidades y el músculo mental para manejar y, al final, anular la respuesta al estrés agudo al tiempo que aumentas la conciencia y aceptación, por lo que es beneficioso para la estrategia CAA. Pero asegúrate de no saltarte el ejercicio de aceptación, ya que ese tipo de imágenes mentales es un paso inicial muy bueno en la terapia de exposición.

En el caso de Charlie, le pedí que volcara en el cerebro todas las circunstancias que condujeron a las sensaciones de estrés. Luego las clasificamos de menos a más severas. Después ideamos un plan para colocar a Charlie en estas situaciones y qué consejos rápidos podría usar en ese momento para manejar la respuesta al estrés. Podría empezarse observando imágenes del temido entorno en un paso preliminar, pero Charlie comenzó colocando las sillas del comedor en un semicírculo y puso una silla con un atril improvisado en la parte frontal, de modo que daba un poco la sensación de encontrarse en un teatro escolar o una sala de conferencias. Después asistió a una charla grupal en un café y de manera gradual se preparó para asistir a una conferencia. En cada etapa, el cerebro de Charlie anulaba la asociación entre sus Micro Ts y el desencadenante y, por fin, pudo volver a sus estudios a tiempo completo.

Gestionar patrones de pensamiento ansiosos que generan la respuesta al estrés

La ansiedad, ya sea una rumiación basada en el pasado o una preocupación centrada en el futuro, surge de nuestros pensamientos dentro del córtex cerebral, de funcionamiento superior, por lo que es útil usar estrategias mentales para superar los patrones de pensamiento negativos que alimentan la ansiedad, en lugar de depender solo del manejo de la respuesta al estrés del momento. Para Logan, esta área de patrones de pensamiento fue la clave para desbloquear sus dificultades con los síntomas relacionados con el estrés.

Para empezar, es útil identificar qué tipos de patrones de pensamiento negativos (con frecuencia llamados «distorsiones cognitivas» en psicología) están rondándote por la mente. Algunas de las categorías más comunes son:

DISTORSIÓN COGNITIVA	EJEMPLO
Catastrofismo	Si me va mal en esta entrevista de trabajo, no conseguiré el trabajo y mi prometida me perderá todo el respeto y me dejará.
Leer la mente	Veo que mi cita piensa que soy aburrido solo por la expresión de su rostro.
Adivinación	Sé que mi reunión fracasará, lo sé.
Enfoque negativo	A pesar de que el gerente me hizo llegar tanto comentarios buenos como malos en la revisión de mi rendimiento, solo veo las críticas a mi trabajo.
Menospreciar lo positivo	Sí, aprobé y conseguí el carnet de conducir, pero fue solo porque tuve suerte de que el tráfico no estuviera mal.
Exageración	Mi situación es horrible, mucho peor que la de todos los demás.
Minimización	Logré comprar una casa, pero la mayoría de la gente también lo hace, no es gran cosa.

DISTORSIÓN COGNITIVA	EJEMPLO
Poca tolerancia a la frustración	¡No soporto más esta dieta!
Individualización	Nadie me habla en esta fiesta, seguro que es por mi aspecto.
Etiquetar	Mi colega me ignoró, así que es un *$%/@*# maleducado.
Culpar	Es culpa de mis padres que todavía siga viviendo en casa.
Pensamiento absoluto (todo o nada)	Si no apruebo todos los exámenes, soy un fracaso.
Sobregeneralizar	Mi relación terminó, seguro que nadie va a quererme nunca.

Después usa mi proceso de tres pasos **ABC** que se basa en el método de disputa socrática para cuestionar los patrones de pensamiento negativos y desadaptativos. Usa este proceso simple para cuestionar todos los ejemplos anteriores de pensamientos que alimentan la ansiedad y otras distorsiones cognitivas que inician o mantienen sentimientos de ansiedad. Pregúntate:

A de Acertado. ¿Este pensamiento es acertado? Si lo es, ¿cuál es la evidencia sólida de esta cognición?
B de Bueno. ¿Este pensamiento es bueno? Si no lo es, ¿qué función tiene esta forma de pensar?
C de Coherente. ¿Este pensamiento es coherente? ¿Sensato? ¿Tiene sentido lógico de manera objetiva?

Usemos un ejemplo de Logan, quien comentó que tenía distorsiones cognitivas como el catastrofismo, la minimización y el pensamiento de todo o nada:

Pensamiento: Mi padre no me presta ninguna atención, debo de ser muy estúpido e inútil. Mi vida nunca llegará a nada porque soy invisible para él.

A de Acertado. Exploramos si era cierto que Logan fuera «estúpido», de lo cual había muy poca evidencia. Por supuesto, todos tenemos dificultades, pero el hecho de que Logan estuviera afrontando su Micro T apuntaba más bien a todo lo contrario. No era más que un ser humano que había experimentado un Micro T.

B de Bueno. Logan reconoció de inmediato que este pensamiento no era bueno, por lo que exploramos su función. La conclusión a la que llegamos fue que este tipo de patrón de pensamiento catastrofista solo servía para mantenerlo en un estado de estrés, en realidad no le ofrecía apoyo ni era beneficioso para ayudarlo a evitar sensaciones de estrés o daño.

C de Coherente. Logan reconoció que incluso aunque su padre no le dedicara los elogios que tanto anhelaba, no era sensato concluir que su vida no valía nada. A veces el solo hecho de verbalizar las cosas erosiona la fuerte voz del crítico interior que todos llevamos dentro.

Para finalizar, terminamos con una pregunta de *coaching* psicológico muy potente:

¿Cómo sería tu vida sin este pensamiento?
Vuelve a leer la tabla de distorsiones cognitivas y prueba el proceso ABC. Mejor aún, escribe tus respuestas a las tres preguntas de ABC como un registro de pensamientos. Esos registros son una forma superútil de cuestionar las cogniciones sesgadas y te permitirán revisar tu progreso en la superación de la ansiedad.

Escribe tu diario.
Consejos de la doctora Meg para manejar el estrés
y la ansiedad

Si pudieras agitar una varita mágica y tus sentimientos de respuesta al estrés se desvanecieran...

1. ¿Qué harías diferente a diario?
2. ¿Hay algo que harías con más o menos frecuencia que ahora? Describe cómo se vería eso en tu vida.
3. ¿Te tratarías a ti y a los demás de manera diferente? ¿De qué formas?

MENSAJE FINAL DEL MICRO T DEL CAPÍTULO 4

Al entender el estrés y la ansiedad como conceptos diferentes pero relacionados, podemos usar las herramientas correctas para cada desencadenante. El estrés tiene que ver con una amenaza presente en el momento o una asociación que hemos creado entre una señal y la respuesta al estrés a través de un Micro T. La ansiedad es como si la mente nos jugara una mala pasada, ya que los síntomas se producen cuando no hay un peligro presente real (rumiaciones sobre hechos pasados o preocupaciones sobre el futuro). Al darnos cuenta de cuál es cuál, aceptando las asociaciones que hemos desarrollado y luego tomando medidas para descondicionar la respuesta al estrés y manejar los pensamientos ansiosos, podemos liberarnos de este Micro T-ema que se da con tanta frecuencia.

5

La paradoja del perfeccionismo

En este capítulo exploraremos:

- La relación entre perfeccionismo y procrastinación.
- Troleo en línea y el tipo de personalidad de la Tríada Oscura.
- Agotamiento y cómo detectar sus síntomas.
- Los beneficios de la procrastinación estratégica.
- Por qué el perfeccionismo no es necesario para el éxito.

Este capítulo trata sobre algo que veo todos los días en la clínica: la espada de doble filo del perfeccionismo y la procrastinación. No nacemos para buscar la perfección; es un impulso que se desarrolla a lo largo de la vida en respuesta al entorno y a los Micro Ts. Es realmente desgarrador ver cuántas personas talentosas, amables e intuitivas se sabotean a sí mismas como resultado del perfeccionismo desadaptativo. Por eso aquí llegaremos a la raíz del problema con algunos consejos prácticos para romper ese círculo vicioso.

Un día caluroso, una mujer de aspecto fantástico entró en mi consultorio. Yo tenía la cara sudorosa, pero esta mujer no tenía un pelo fuera de su sitio y no parecía afectarle el calor. De hecho, a primera vista se la veía tan compuesta que me intrigaba por qué había ido a verme. Dijo esto:

> *Parece que no puedo salir de un patrón de procrastinación. Se ha convertido en un problema tal que en mi último proyecto comercial siento que estoy perdiendo el enfoque... y la confianza de mis inversores.*

Exploramos los primeros años de vida de Silvia y planteé la reflexión del Micro T. Por un nanosegundo, su expresión facial tan impoluta reflejó incomodidad.

> *Me crio el padre más fuerte que conozco: lo hizo todo solo y tuvo dos trabajos para mantenernos a flote. Ni siquiera tuvo citas hasta que me fui de casa. Siempre estaré agradecida a mi padre y todo lo que sacrificó por mí. Siempre me comporté bien porque sabía que mi padre tenía bastantes cosas que afrontar en ese momento, así que no es eso. Fui buena chica y nunca me metí en ningún problema. La verdad es que diría que crecer sola con mi padre me enseñó mucho a ser autosuficiente.*

Silvia continuó explicando que se perdió algunas de las actividades divertidas para adultos jóvenes, como las fiestas nocturnas con alcohol, porque no quería darle preocupaciones a su padre. Se sentía obligada a «hacer las cosas bien a la primera». La idea de hacer algo que no fuera «perfecto» llenaba a Silvia de una sensación de pavor tan profunda que cuando estaba trabajando en su nuevo proyecto, dejaba las tareas fundamentales hasta altas horas de la noche y luego tenía que apresurarse, con un pánico extremo, para cumplir los plazos. Estaba agotada, deprimida y a mal con sus colaboradores, no solo terminaba sus tareas con muy poco margen de tiempo, sino también porque se negaba a aprobar las partes de los demás sin un millón de enmiendas que de alguna manera siempre dejaba para el último minuto. La vela de Silvia se quemaba a la velocidad del rayo y estaba a punto de perder la fe de sus inversores, por lo que era vital que exploráramos algunos de sus Micro Ts.

PERFECCIONISMO: ¿NATURALEZA O CRIANZA?

Silvia reconoció de manera abierta y orgullosa que era una perfeccionista. Sentía que ese rasgo la había ayudado a alcanzar sus metas y había sido necesario para su éxito. Según las investigaciones, parece que el perfeccionismo puede formar parte de la personalidad innata de un individuo, y algunos tienen más o menos de este rasgo.[31] Es probable que esto sea cierto en parte, pero ahora sabemos que todos los tipos de personalidad pueden transformase a través de las experiencias, la voluntad y, sí, los Micro Ts.

Mientras que algunas personas nacen con una predisposición a alcanzar cotas personales muy altas y poco realistas, para otros, esta exigencia es impuesta desde fuera. Resultaría bastante difícil desgranar aquí el debate entre naturaleza y crianza en relación con este asunto, pero existen estudios sobre gemelos idénticos que se criaron separados que muestran que con frecuencia tenemos una tendencia innata hacia algunos rasgos de

Microtraumas

personalidad, en lugar de limitarnos a aprender estos patrones observando a la gente cercana a nosotros.

En el capítulo 1 exploramos algunas de las fuentes de los Micro Ts, y aunque Silvia tal vez tuviera una inclinación natural al perfeccionismo, el no querer preocupar nunca a su padre aumentó esa tendencia. Tengamos en cuenta que la forma en que funcionan los Micro Ts es acumulativa, por lo que no hay lugar para críticas ni culpas, sino que se trata de tener una mente abierta y curiosa sobre la experiencia vivida. Y, con ese espíritu, comenzamos el primer paso de la estrategia CAA: la toma de conciencia.

PASO 1 DE LA ESTRATEGIA CAA: CONCIENCIA

Para empezar, quise reflexionar sobre qué pensaba Silvia acerca del hecho de cometer errores. Dijo que no lo hacía: «Yo no cometo errores».

¿Es que acaso no comete «errores» todo el mundo? Resalto esta palabra entre comillas porque su definición es la de una «acción, decisión o juicio que produce un resultado no deseado o no intencional», pero en realidad los errores son parte vital del proceso de aprendizaje. Piensa en lo siguiente: ¿es más fácil recordar un hecho o una habilidad cuando acertaste la primera vez o cuando te equivocaste? Por lo general, es lo último, ya que nuestras redes neuronales asimilan información novedosa y establecen nuevas conexiones. De hecho, diría que no es posible aprender sin cometer fallos, errores de cálculo o descuidos.

Mientras profundizábamos en esta idea, Silvia mencionó un incidente que había tenido en línea, que claramente le causaba dolor emocional al contarlo. De joven, había publicado un meme político en una plataforma de redes sociales. No estaba dirigido a nadie ni era malicioso y apenas reflexionó sobre lo que hacía porque parecía muy insignificante, pero la cantidad de acoso que sufrió fue tremenda y sobrecogedora. Silvia se encerró en sí misma, y la experiencia hizo cristalizar en su mente lo imprescindible que era no cometer errores y, como muchos Micro Ts, agravó una tendencia conductual (el perfeccionismo) que de otra manera no se habría vuelto problemática.

Enfoque en el Micro T: el troleo y la «Tríada Oscura»

El troleo en línea es una forma de *bullying* y, por lo tanto, el impacto en el individuo es muy similar. Los troleados refieren sufrir mayor ansiedad, sentimientos de depresión y aislamiento y, en los casos más extremos, se dan casos de suicidio como consecuencia de ese comportamiento. Las investigaciones muestran que las personas que llevan a cabo estas conductas tienen más probabilidades de presentar lo que se conoce como la «Tríada Oscura» de características de personalidad: una combinación de psicopatía, maquiavelismo y narcisismo.[32] Estas características tienen en común la falta de empatía y la insensibilidad. La característica narcisista agrega una sensación de grandiosidad y el maquiavelismo se asocia con ingeniería social, coerción y manipulación. Para finalizar, la psicopatía tiene un fuerte vínculo con el comportamiento antisocial, por lo que podemos comenzar a ver lo destructiva que es esta tríada. Aunque los troles tienden a dirigirse a gente de alto perfil, como celebridades e influencers, también se meten con amigos y con extraños. Curiosamente, los troles pueden participar en una especie de «combate de troles», en el que se atacan unos a otros en línea. De hecho, en el Reino Unido y los Estados Unidos se realizó una encuesta a personas de entre 16 y 55 años, y se descubrió que casi dos tercios de los jóvenes de 16 a 24 años (el 64 %) participaban en el troleo en línea.[33] Pero el tipo de personalidad de la Tríada Oscura es relativamente poco común. Entonces ¿qué está impulsando esta conducta en tantas personas, en particular, jóvenes? El estado de ánimo y el contexto parecen ser factores importantes: los estados de ánimo negativos, como la ira y la frustración, más un entorno en línea donde prevalece el comportamiento antisocial (por ejemplo, groserías, ataques personales, insultos velados, sarcasmo y declaraciones fuera de lugar) explican mejor por qué la gente trolea que relacionarlo con tipos de personalidad innatos.[34] También hay un efecto de desinhibición cuando estamos en línea: la gente se separa de su personalidad de la vida real y se comporta fuera de lugar, un poco como estar muy borracho y hacer algo por completo diferente a ti en una fiesta.[35] Todo ello nos interpela en cuanto a nuestra existencia en línea, ya que sugiere que cualquiera podría, dadas estas circunstancias, trolear a otros.

La experiencia de troleo y abuso en línea es algo que veo cada vez más en mi trabajo. La sensación de humillación generalizada puede ser profunda y surge la creencia de que ese rastro digital nunca se eliminará. Siempre se ha practicado el escarnio público. Piensa en la lapidación, la flagelación o el encierro en una picota de madera. Sin embargo, antes la gente podía irse de la ciudad y comenzar una nueva vida en otro lugar. Ahora, en la época de la «cultura de la cancelación», es difícil creer que la sensación de vergüenza desaparecerá alguna vez y podrás escapar de ella. La cultura de la cancelación es el mismo mecanismo que las formas anteriores de humillación pública, porque se usa para mantener las normas sociales hasta cierto punto o constituye una forma de justicia de masas. Aquí no hay equilibrio, ni debate sobre las sutilezas de una situación. Por lo tanto, esta experiencia se sumó de manera significativa a la renuencia existente de Silvia a cometer errores... e hipercargó su Micro T-ema de Perfeccionismo.

Desentrañar eso fue un primer paso fundamental en la estrategia CAA (toma de conciencia). Comenzamos a hacer ajustes tangibles y útiles en la vida de Silvia para abordar el patrón de procrastinación perfeccionista que había desarrollado. Por lo tanto, nos inició en este viaje el hecho de reconocer un entorno en el que un miedo profundo a dar un paso en falso podría dejar una impresión mental y conductual.

PERFECCIONISMO DESADAPTATIVO *VERSUS* ADAPTATIVO

Es útil separar el perfeccionismo adaptativo del desadaptativo porque mucha gente cree que su propensión a hacer las cosas bien le ha ayudado en la vida, tal vez a conseguir un trabajo, a encontrar pareja o solo a sentir que los demás le necesitaban. Estos ejemplos son formas de perfeccionismo adaptativo, ya que el patrón de comportamiento es útil en la vida y tiene un propósito. Pero el perfeccionismo desadaptativo, en el que el miedo a hacer algo mal o de manera incorrecta conduce a la tensión mental y, con frecuencia, a un retraso conductual, es uno de los temas más comunes que veo en mi práctica. Por eso es tan difícil eliminar el perfeccionismo y, a menudo, la gente se aferra a él, recordando las veces que ha funcionado a su favor, pero minimizando el proceso doloroso para llegar a ese resultado. El significado esencial del perfeccionismo es la creencia de que los errores son de alguna manera inaceptables, por lo que se realiza un gran esfuerzo para evitar equivocaciones a un coste bastante alto para el individuo. El perfeccionismo puede hacernos sentir que cometer errores significa que somos indignos, fracasados y, en última instancia, que no merecemos que nos quieran. El perfeccionista pone el rasero de medir bien alto. Y por eso el perfeccionismo es un impulsor subyacente de la procrastinación para tantas personas.

PROCRASTINACIÓN: QUÉ NO ES

Es más fácil explicar la procrastinación diciendo lo que no es: no es ser perezoso, inútil, incompetente o indiferente. De hecho, suele ser lo contrario. Por lo general, los procrastinadores somos bastante concienzudos porque nos preocupa equivocarnos. Aunque es posible que no nos demos cuenta, lavar los platos, ordenar un cajón o mirar las redes sociales es una forma de distraernos de la persistente sensación de que tal vez no seamos lo bastante buenos y del temor a que todos lo descubran pronto.

Así que dejamos las tareas hasta que superamos nuestro umbral de estrés y en las últimas horas del día sacamos algo adelante en medio en un estado de nervios considerable, luego nos convencemos de que el proyecto final es fatal, que somos por completo estúpidos y que ni siquiera deberían habernos dado ese trabajo. ¿Te suena familiar?

Pero antes de llegar a este punto, nuestro querido procrastinador ha gastado una cantidad desmesurada de energía mental pensando en la tarea o usando técnicas de distracción para pensar en cualquier otra cosa. Consumimos de esta manera una cantidad tan grande de recursos (físicos, mentales, emocionales) que el agotamiento puede ser la única forma en que nuestro cuerpo logre que tomemos nota de ese patrón desadaptativo.

«¿Por qué no puedo ponerme a trabajar?», «La próxima vez no pasará esto, comenzaré temprano y no volveré a entrar en este estado».

Baste decir que si eres procrastinador, lo más probable es que te preocupes de manera profunda por lo que estás haciendo, no lo contrario…, lo que significa que quizá te diriges al purgatorio del perfeccionismo.

¿La procrastinación puede ser buena?

¿Qué piensas? ¿Puede ser bueno dejar para mañana lo que puedes hacer hoy? Para algunos eso sería muy incómodo, pero… en ciertas circunstancias la procrastinación es buena. La «procrastinación planeada» o el retraso de las tareas suele ser una estrategia muy beneficiosa. Por ejemplo, ¿cuántos correos electrónicos o mensajes recibes al día? En particular si formas parte de un grupo de padres o de trabajo, ¡apuesto a que demasiados! ¿Alguna vez has intentado no responderlos, a ver qué pasa? Lo más probable es que la gran mayoría de los problemas «urgentes» se resuelvan solos sin tu intervención. Quizá parezca difícil al principio, ya que es posible que tengas una forma de Micro T que te impulse a ser el arreglatodo del grupo. Tal vez cuando eras niño sentías que necesitabas hacerte cargo, un poco como Mo en el capítulo 1, quien siempre intervenía antes de que alguien pudiera molestar o hacer pasar un mal rato a su hermano. Incluso puedes tener un gran sentido de pertenencia por ser la persona a quien recurrir, y eso está bien si no te causa ningún problema como agotamiento y cansancio (consulta el cuadro de las páginas 139-141).

La realidad que veo todas las semanas en la clínica es que este patrón de comportamiento, desencadenado por los Micro Ts de toda una vida, conduce a algunos síntomas bastante desagradables. Pero puedes usar la procrastinación planeada y cambiar eso. Lo recomendaría encarecidamente a cualquiera que sienta que no tiene suficiente tiempo en el día. En el caso de algunas tareas, tal vez haya una razón lógica para esperar un tiempo antes de progresar, como recopilar suficiente información antes de tomar una decisión, pero en el caso de muchas otras, la tarea no es tan vital como parece a primera vista. Estoy hablando de correos electrónicos y mensajes, más que nada. Pero hay muchos otros microdeberes que no merecen la mejor parte de tu día, por ejemplo: lavar ropa, fregar platos, barrer y las innumerables tareas del hogar.

Nos ocupamos de este tipo de trabajos porque nos sentimos bien cuando algo está terminado, cuando de verdad logramos algo, por trivial que sea. Hay un pequeño subidón de dopamina cuando se acaban de clasificar y guardar los montones de ropa lavada (¿por qué se multiplicarán tanto?), lo cual es muy difícil de reproducir cuando lo que tienes entre manos es un informe crucial de diez mil palabras, un objetivo de ventas, revisar evaluaciones y demás cosas que hacer. Pero esta hambre de logro solo se calma por un tiempo muy corto, luego regresa con mucha rapidez, ya que en realidad no estamos progresando en las tareas más sustanciales. Una manera fácil de distinguir si ciertos patrones son adaptativos, como un retraso planeado, o desadaptativos, es plantearse estas cinco palabras:

«¿De qué te sirve eso?».

Si dudas hasta cierto punto cuando te enfrentas a una tarea (¡me refiero a responder a cada correo electrónico que suena en la bandeja de entrada en el momento en que llega!) significa que otra persona se puede hacer cargo, así que date un respiro. Todos insistimos en lo intrusiva que es la tecnología en nuestra vida, pero al profundizar más es posible ver si nuestra naturaleza de respuesta instantánea nos está sirviendo o solo nos está ocupando lo suficiente como para evadir los Micro Ts y las razones de esos comportamientos.

Esa pregunta de cinco palabras resulta muy útil, en esta sociedad orientada a objetivos, para aceptar que tal vez un patrón de perfeccionismo y procrastinación no nos estaba sirviendo de la manera más beneficiosa. De hecho, este Micro T-ema puede llevar con facilidad al agotamiento.

Cómo detectar los signos del agotamiento

En 2019 el síndrome de «agotamiento» o *burnout* se incorporó por primera vez a la biblia de la salud y la enfermedad de la Organización Mundial de la Salud conocida como la *Clasificación Internacional de Enfermedades* (CIE). Tal vez parezca extraño que el agotamiento apenas sea reconocido de manera oficial, pero ese suele ser el caso de las enfermedades invisibles... La ciencia y la práctica médica tardan en ponerse al día con la experiencia de la gente.

El agotamiento se incluye en la categoría de «factores que influyen en el estado de salud», y no es broma. He trabajado con personas que tardan años en recuperarse, tienen una variedad de problemas de salud asociados, pierden su trabajo, relaciones y la vida como la conocían. Aunque la OMS asocia el agotamiento con el estrés en el lugar de trabajo, existen innumerables otros contextos que también lo causan, incluidos tratar de mantener a todos felices, cumplir con nuestras percepciones de las expectativas de los demás y no encajar bien con nuestro entorno.

Por lo tanto, es importante conocer los signos de este síndrome para detectarlo antes de que surjan problemas de salud graves.

Si lo siguiente te suena familiar, tal vez estás en el camino hacia el síndrome de agotamiento:

- Cancelas planes en el último minuto, cada vez con más frecuencia.
- Nunca, jamás, sientes que una tarea se completa tan bien como te gustaría y te reprendes por no lograr un estándar
- Sientes que ya no tienes suficiente tiempo en el día para amigos, pasatiempos o actividades agradables.
- De manera constante, sientes la necesidad de realizar varias tareas a la vez (de todos modos, «¿quién diablos hace una sola cosa a la vez?»).
- Pasas poco o nada de tiempo dedicado al cuidado personal («cuidado personal… ¿qué es eso cuando tienes mil cosas que hacer en casa»?).

Señales de que quizá ya estás experimentando agotamiento incluyen:

- Mayor irritabilidad, que a menudo se muestra al gritar a los seres queridos, a los miembros de la familia o al perro.
- Sentirte demasiado emocional por cuestiones que antes no te molestaban, por ejemplo, llorar por un anuncio.
- Sentirte abrumado e incapaz de hacer frente a situaciones en las que solías manejarte muy bien.
- Algunos problemas cognitivos, como olvidar por qué entraste en una habitación, no poder concentrarte durante mucho tiempo, incluso en la trama en una serie de televisión mediocre.
- El rendimiento laboral está bajando.
- Dormir mal, problemas para conciliar el sueño, despertarte por la noche y no volverte a dormir, o una combinación de ambas cosas.

- Sentirte «estimulado, pero cansado» la mayoría de los días.
- Sentirte agotado, pero incapaz de calmar la mente.
- Comer y beber de manera emocional, por estrés o sin sentido, en particular alimentos dulces o cargados de carbohidratos como galletas, pasta y chocolate. Para los que beben alcohol, una copa de vino por la noche se ha convertido en una botella.
- Fluctuaciones de peso (ya sea subir o bajar, pero de manera notoria).

PASO 2 DE LA ESTRATEGIA CAA: ACEPTACIÓN

Ahora que estamos desarrollando una buena comprensión de ciertos patrones, como el perfeccionismo, que tal vez no nos hagan bien, es útil pasar a la fase de aceptación de la estrategia CAA.

Perfeccionismo y éxito

Uno de los errores más comunes que cometemos los humanos (en particular en las sociedades modernas) es equiparar la perfección con el éxito: «Si tan solo pudiera hacer esto/aquello de manera correcta, entonces todo estaría bien». Como exploramos en el capítulo 1, esas normas sociales competitivas nos configuran para ser ratas girando en la interminable rueda de la lucha. Aunque ha habido un cambio y muchas figuras prominentes, famosos y otras voces nos están diciendo que ellos también meten la pata a menudo, todavía seguimos programados para pensar que la perfección conduce a la plenitud. Lo que se pasa por alto aquí y huele sospechosamente a Micro T es que esas historias de vida encajan muy bien en los arquetipos de historias universales (vencer al monstruo; de pobre a rico; la misión, el viaje y el regreso; comedia, tragedia y renacimiento) con el protagonista, por lo general, saliendo triunfante. En otras palabras, nos identificamos en profundidad con esas narrativas que escuchamos de personas que «al final llegaron ahí» y entonces pensamos: «Si pudiera "fallar" con la misma perfección que ellos, también tendría éxito».

¡Vaya, eso es mucha presión! Fallar con perfección...

Para trabajar con la aceptación y superar esa desagradable consecuencia del Micro T de Perfeccionismo, es beneficioso trabajar un poco en torno al concepto de que eres suficiente. Comienza con una lluvia de ideas sobre formas en que puedes recordar esto todos los días. Por ejemplo: un paciente imprimió el eslogan en una camiseta, otro lo usa como contraseña, otro lo pegó por todas las paredes de su casa. Haz cualquier cosa que se te ocurra para mantener esta frase a la vista todos los días, ya que tu díscolo cerebro humano seguirá desviándose hacia lo negativo.

Porque, como he visto una y otra vez, si no domamos al monstruo perfeccionista que llevamos dentro, la ansiedad, depresión, mala salud y agotamiento serán riesgos genuinos. Como dice el viejo refrán: «Más vale prevenir que lamentar».

Renuncia...

...al perfeccionismo. ¿De verdad necesitas ser perfecto todo el tiempo? No, con frecuencia no nos hace mucho bien y, para ser sinceros, el perfeccionismo hace que la vida sea bastante penosa la mayor parte del tiempo.

Además, luchar por el perfeccionismo consume mucha energía cognitiva, lo que hace casi imposible aprender de los errores y desarrollar inmunidad psicológica. Piensa en ese tipo de la oficina o el primo/amigo/líder político que parece que ni se inmuta cuando tropieza y cae al suelo; sí, el típico «no perfeccionista». ¿Sus errores parecen detenerlo? ¡No! ¡De hecho, lo que parece es que gusta más a la gente precisamente por ellos! Interesante, ¿eh? De todas formas, recordemos que el objetivo no es ser un bufón, sino detener toda la repetición mental de un acontecimiento para que 1) de verdad disfrutes de tu tiempo libre y 2) descubras con mucha más facilidad qué te funciona (y qué no) en tu vida y seas capaz de seguir adelante sin atacarte con autorrecriminación.

Sin embargo, las personas con frecuencia tienen reservas: «¡Pero si renuncio al perfeccionismo nunca tendré éxito!». Por lo que el siguiente ejercicio es útil dentro de esta fase de aceptación.

ESTE ERES TÚ: EL PERFECCIONISTA (EN ESTE MOMENTO)	ESTE PUEDES SER TÚ: EL NO PERFECCIONISTA ORIENTADO AL ÉXITO (PRONTO)
Estableces metas/estándares muy difíciles	Estableces metas/estándares realistas
Apenas te felicitas cuando alcanzas metas	Celebras los logros
Subes aún más el listón	Estableces otro objetivo realista y pequeño
Nunca aciertas (o eso crees)	Ves cualquier paso en falso como una oportunidad para aprender
Te consideras un fracaso/te regañas	Te consideras buena persona, aunque te equivoques

En esencia, la diferencia es que el perfeccionismo hace lo que más temes: te prepara para el fracaso. Pero es posible cambiar esta mentalidad sea cual sea el tipo de Micro T te ha llevado a ella. Eso sí, tienes que convencerte de dejarla atrás de verdad.

PASO 3 DE LA ESTRATEGIA CAA: ACCIÓN

A estas alturas, espero que estés bien lleno de energía, empoderado y listo para pasar a la etapa de acción de la estrategia CAA. He aquí algunas de las técnicas que puedes intentar para liberarte de la paradoja del perfeccionismo/procrastinación.

Consejos prácticos para vencer la procrastinación

Encuentra lo que funciona para ti y sé tan amable contigo mismo como lo serías con un buen amigo durante el proceso. ¡No puedes ser perfecto en transformarte en un experfeccionista-procrastinador!

La técnica pomodoro

Esta conocida técnica de gestión del tiempo y productividad (llamada así por *pomodoro*, la palabra italiana para «tomate», ¡que era la forma que tenía el cronómetro de su creador!) es una forma comprobada de dividir tareas grandes en objetivos pequeños. Los *coaches* son muy dados a aconsejar el método de fragmentar y recompensar por cada porción de tarea realizada, pero la verdad es que a mí nunca me ha parecido útil y muchos pacientes me han dicho lo mismo. Por lo general, se debe a que pensamos en fragmentar las tareas por resultado, no por tiempo; por ejemplo, terminar un informe. Pero los perfeccionistas pueden pasar literalmente horas mirando un solo párrafo, por lo que actuar con una mentalidad orientada a los resultados podría hacer caer directamente en la paradoja del perfeccionismo/procrastinación. La técnica pomodoro es diferente, pues propone restricciones positivas basadas en minutos, que se definen y miden con objetividad, en lugar de hitos que se pueden gestionar de manera subjetiva y volverse eternos. Funciona así:

- Hazte con un cronómetro. Sugiero que no uses el móvil, ya que se relaciona con el siguiente punto...
- Elimina todas las distracciones: pon el móvil en silencio en un cajón, apaga todas las alertas del ordenador si es tu herramienta de trabajo, coloca un letrero de «no molestar» o alguna otra barrera similar para evitar que interrumpan tu concentración. A menos que seas un médico de urgencias, deja de lado todas las razones (excusas) que estás a punto de usar para justificar el mantener tus alertas de mensajes, ya que, te lo aseguro, pueden esperar unos minutos.
- Configura el cronómetro para 15 minutos. Los estudios muestran que nuestro periodo de concentración promedio es de alrededor de 20 minutos, así que sé amable contigo mismo y configura el cronómetro dentro de ese margen.
- Cuando suene la alarma, tómate un breve descanso de cinco minutos antes de iniciar una serie de periodos de trabajo y descanso. Recomiendo ponerte de pie si estás sentado, caminar un poco o estirarte para recordarle al cuerpo ¡que todavía existe!
- Repite los 15 minutos de trabajo, cinco minutos de descanso hasta contar cuatro periodos de trabajo, luego tómate un descanso más sustancial (no menor de 15 minutos; ha de ser lo bastante prolongado como para sentirte renovado).

Si quieres que la técnica funcione de verdad, necesitas usar los descansos para hacer algo que cambie tu atención cognitiva: ¡mirar correos electrónicos no lo hace! Usa rituales como preparar una taza de té para tener un momento de miniatención plena o cualquier tipo de movimiento físico.

Cuando empecé a usar esta técnica, ¡me sorprendió lo largos que parecían 15 minutos!, lo que me hizo pensar en cómo siempre me da tiempo a hacer tantas cosas justo antes de tener una reunión, ir a algún sitio, una clase y demás. ¡Eso son restricciones positivas!

Consejos adicionales para afrontar la procrastinación
Programar la «precrastinación»

La «precrastinación» es el hermano molesto de la procrastinación y consiste en completar cada pequeña tarea que encuentres para evitar hacer lo que en realidad necesitas hacer. Lavar platos, ropa o limpiar la bandeja de entrada son ejemplos de precrastinación, ¡y estoy segura de que puedes pensar en cientos más![36] Con frecuencia, la gente siente que quitarse todos estos pequeños trabajos del camino crea espacio mental, y aunque ese argumento tiene algo de mérito; el problema es que el esfuerzo mental prolongado, incluso en tareas que parecen fáciles, conduce a la fatiga. Eso significa que cuando llegas al trabajo importante que paga las facturas y da de comer a la familia, ya estás agotado, lo que te lleva a ese sentimiento de culpa (tan familiar) de no haber abordado primero el trabajo-trabajo.

Se publicó una investigación muy interesante que mostró que, cuando se trata de esfuerzo, nuestro cerebro es como un músculo más del cuerpo y, si se usa sin descanso, se acumulan neurotransmisores tóxicos en el córtex prefrontal de la misma manera en que se acumula el ácido láctico en los músculos de las piernas después de una carrera larga e intensa.[37] Esta acumulación ralentiza la cognición y causa cansancio, igual que las pantorrillas doloridas y cansadas dan al traste con tu marca personal de tiempo. Una forma de combatirlo y superar las tendencias precrastinadoras es programar esas tareas en tu agenda. Igual que las dietas demasiado restrictivas conducen a atracones, tratar de no realizar tareas de precrastinación generará frustración y preocupación por esos trabajos cotidianos. ¿Has oído hablar del fenómeno del elefante rosa? ¿En qué estás pensando ahora? Sí, es imposible no ver a ese adorable mamífero de color rosa en tu mente, razón por la cual restringir demasiado un comportamiento nunca funciona en realidad, nuestro cerebro sabe que todavía está allí. Entonces, si te dices que no vas a mirar las redes sociales durante todo el tiempo que estés en un proyecto, cuando te sientas un poco cansado, irritado, hambriento o similar, la fuerza de voluntad se romperá como una ramita. La precrastinación estructurada, sin embargo, es una estrategia mucho más realista, que mantiene a raya las punzadas que nos da el «hambre de logros».

Haz primero las cosas menos agradables

Cuando hablamos de la procrastinación, es importante recordar que solo contamos con cierta capacidad cognitiva (es decir, espacio mental) en un momento dado o en un día determinado. Por eso, si tenemos la cabeza preocupada por una tarea en segundo plano, habrá menos tiempo y espacio para hacer otras cosas (¡más divertidas!). Pero si la quitamos de en medio, entonces nuestra mente estará más libre para concentrarse en las tareas satisfactorias y agradables que requieren bastante más creatividad y pensamiento lateral. Por lo tanto, «haz» las cosas menos agradables por la mañana, cuando la energía y la motivación a corto plazo son más altas después de un sueño reparador, suponiendo que hayas dormido; si no, consulta el capítulo 9.

Reduce muchísimo tus expectativas

Cuando nos preocupamos por nuestro rendimiento o por un resultado en particular, casi siempre nos creamos expectativas demasiado altas. Tendemos a movernos por los resultados más que por los procesos y olvidamos que una gran obra maestra es probable que comenzara como una serie de bocetos o unas ideas anotadas en el reverso de un sobre. Por lo general, cualquier cosa que hagas será suficiente para, al menos, afectar a tus pensamientos, aunque en el día a día pueda parecer que no estés logrando tanto. Ya sabes, «Quien algo quiere algo le cuesta» y todo eso.

Estrategias a largo plazo para manejar el perfeccionismo

Tómate tu tiempo para cambiar un hábito desarrollado a lo largo de toda tu vida... Por eso Silvia y yo también usamos el siguiente ejercicio basado en técnicas terapéuticas cognitivas conductuales para incorporar un cambio fundamental y poder pasar de la mentalidad del perfeccionismo a la de «ser lo bastante buena», permitiendo el espacio que todos necesitamos para vivir la vida.

Ejercicio: Revisa la realidad

En pocas palabras, el perfeccionismo es como una lupa: hace que veas todo tan grande y distorsionado que, una vez que empiezas a mirar a través de ella, has caído en la trampa. Por lo tanto, los perfeccionistas necesitan revisar la realidad con regularidad y franqueza para combatir esa percepción distorsionada del mundo. Piensa en lo peor, la más terrible e intolerable consecuencia de no ser perfeccionista.

LO PEOR QUE OCURRIRÁ	POSIBILIDADES DE QUE ESO DE VERDAD SUCEDA...
Si no paso todas las noches trabajando hasta la madrugada en esta presentación, todos en la empresa verán que soy muy malo en este empleo y me despedirán.	Mmm... bueno, nunca he tenido una mala revisión de la gerencia y recibo buenos comentarios, así que tal vez esto sea un poco improbable. Y, si lo pienso bien, no me pueden despedir por las buenas porque tengo un contrato de trabajo. Entonces, si mi jefe pensara que no he estado a la altura, aún tendría que darme oportunidades para mejorar.
Si no respondo a los mensajes de mis amigos de inmediato, pensarán que no me importan y que no los aprecio y al final no tendré ningún amigo.	Supongo que todos están ocupados... La mayoría de mis amigos no responden de inmediato y no creo que sean malos compañeros, solo que deben de tener mucho que hacer. Entonces, en general, no creo que vaya a perder a ninguno de mis buenos amigos si me tomo un poco más de tiempo para mí.

LO PEOR QUE OCURRIRÁ	POSIBILIDADES DE QUE ESO DE VERDAD SUCEDA...
Si no parezco perfecto en todos los sentidos no le gustaré a nadie y mucho menos me querrán.	¡Quiero a la gente que hay en mi vida y cometen muchos errores! Y a veces ver el lado vulnerable, imperfecto y caótico de alguien me ha hecho sentir más cerca de él, así que quizá sea lo mismo al revés...

El secreto es moverse de un sentido del ser basado en los logros, a uno de valor personal relacionado con nuestros rasgos interiores. **Puedes intentar ser «una versión mejor» de ti mismo sin tener que ser «la mejor versión».** Porque no importa lo ricos, físicamente impecables o exitosos que seamos, en el fondo todos somos seres humanos falibles. ¡Lo cual es genial! Qué aburrida sería la vida si todos fuéramos perfectos.

Cómo convertir el fracaso en enseñanza

Podemos darle la vuelta al perfeccionismo al ver cualquier desliz, metedura de pata, error o lapsus como oportunidades vitales para mirar la situación de nuevo, con ojos curiosos en lugar de críticos. Básicamente, sé más inquisitivo y observa lo que pasó o está pasando preguntándote:

- ¿Qué he logrado hasta ahora? Un solo golpe rara vez hunde un barco por completo, así que concéntrate en lo que tienes hasta ahora para bajarle el volumen a tu crítico interior.
- ¿Qué he aprendido de este desliz? Un descuido, incluso uno significativo, puede decirte algo importante sobre lo que falta en la ecuación o qué patrón de Micro T se repite aquí.

La paradoja del perfeccionismo

- ¿Qué puedo aprovechar de la situación para que me ayude a seguir adelante? Es posible que necesites un impulso de apoyo/información/autoconciencia en esta área para pasar al siguiente nivel y, si no puedes ver de qué se trata, pregúntale a alguien.

Lo cierto es que nadie, absolutamente nadie, es perfecto. La vida sería muy aburrida si todos fuéramos impecables y perfectos; de hecho, las historias más entretenidas y atractivas siempre son las chistosas, en las que a alguien se le caen los pantalones o se le queda algo de color llamativo entre los dientes. Si crees que hay alguna persona en tu vida que roza la perfección, habla con ella y que te cuente sus anécdotas vergonzosas. ¡Te sorprenderá saber las muchas meteduras de pata que ha cometido en su vida! Las biografías de figuras icónicas también funcionan, ¡siempre y cuando no sean excesivamente halagadoras! El secreto a voces es que todo el mundo ha tenido que afrontar retos, y podemos usar los Micro Ts para fortalecer los músculos psicológicos, siempre y cuando seamos tan compasivos con nosotros mismos como lo seríamos con los demás. Acerca de esto último...

¡Prométete ser lo bastante bueno en ser lo bastante bueno!

Escribe tu diario.
Consejos de la doctora Meg para desterrar a tu crítico interior

1. ¿Qué temo que suceda si abandono el perfeccionismo?
2. ¿De qué me protege procrastinar?
3. Si tiras ese escudo de perfeccionismo y dejas que la gente conozca tu verdadero yo, ¿cómo mejoraría tu vida?

MENSAJE FINAL DEL MICRO T DEL CAPÍTULO 5

La procrastinación con frecuencia es impulsada por el miedo al fracaso y altos niveles de perfeccionismo, a menudo desencadenados por Micro Ts. Por lo tanto, al deshacerte de tu Micro T, puedes manejar el deseo de ser perfecto todo el tiempo (o la mayor parte), lo que permite una variedad más amplia de experiencias en la vida (incluidos contratiempos, percances y errores, porque de ellos nos reímos y aprendemos). El perfeccionismo nos mantiene encadenados a las expectativas y ejerce mucha presión sobre el individuo. Pero con una gran dosis de autocompasión, puedes liberarte de este Micro T-ema y elegir a qué actividades quieres dedicar tu tiempo y energía, en lugar de sentir que tienes que hacer todo «bien».

6

Apariencias humanas, no seres humanos

En este capítulo exploraremos:

- Por qué el síndrome del impostor afecta a algunas personas más que a otras.
- Los generadores evolutivos de los sesgos implícitos.
- El efecto de las microagresiones.
- Por qué tendemos a comparar hacia arriba en vez de hacia abajo.
- Estrategias de empoderamiento para afrontar las microagresiones.

En mi práctica profesional, he tenido el honor de trabajar con una variedad enorme y maravillosa de personas. Anteriormente, di clases en educación superior e hice estudios de investigación. Puedo decir que aprendí algo de todos: la magia absoluta de los demás seres humanos. Y aunque esas personas diferían en antecedentes, contextos y personalidades, siempre tenían puntos en común: muchos sentían que estaban «fingiendo» en algunas áreas de su vida, por lo general, en las que más les importaban.

Quiero que conozcas a Kellie. Se me presentó como una persona tranquila, calmada y controlada, trabajaba como ingeniera química, y parecía emanar una confianza serena por todos los poros, excepto por los ojos, los cual me pareció muy interesante. Cuando exploramos el curso de la vida de Kellie y cómo se sentía en la actualidad, me contó lo siguiente:

Sé que tengo éxito y he trabajado duro para lograrlo. Pero no noto diferencia... No me «siento» exitosa. La gente siempre me dice que he hecho las cosas muy bien, sobre todo siendo mujer y negra en un ámbito científico (STEM).[38] Pero todo el tiempo me pregunto si debería estar ahí (en mi trabajo) y he empezado a desenamorarme de esta carrera por la que me he sacrificado tanto.

Pero no es solo eso (me da un poco de vergüenza decir esto)... Nunca estoy segura de si la gente me quiere... y mucho menos si me respeta o valora. La verdad, no tengo ninguna pista. Siempre estoy buscando señales en la cara de la gente (arruguillas de sonrisa cerca de los ojos o la boca levemente hacia abajo o el ceño fruncido), de todos modos, ya no sé interpretar qué es lo que la gente piensa de mí y me vuelve loca el mucho tiempo que paso pensando en eso. Tal vez no debería importarme... No sé, pero descubro que todo el tiempo me pregunto si una expresión en el trabajo ¿fue «ahhh» o «uf»? ¿Fue buena o mala? ¿Yo fui buena o mala? A veces me quedo despierta toda la noche pensando en eso. Ya no me comprendo, cuestiono todo lo que hago y sé que eso me impide progresar en el trabajo... Quiero dejar de sentirme así.

Le pregunté a Kellie si había oído hablar del síndrome del impostor. Asintió. Así que comenzamos el viaje con la fase de toma de conciencia de la estrategia CAA.

PASO 1 DE LA ESTRATEGIA CAA: CONCIENCIA

¡Hay un impostor entre nosotros!

En 1978 las psicólogas Pauline Clance y Suzanne Imes acuñaron por primera vez el término «síndrome del impostor» o «fenómeno del impostor». Clance e Imes notaron un patrón particular en individuos con altas expectativas personales y en quienes son demasiado severos consigo mismos al no cumplirlas.

Aunque esa etiqueta se usa de manera constante en los medios, las plataformas sociales y las conversaciones, será útil revisar más de cerca la definición original, que incluye los siguientes componentes:

- Sientes que en al menos un área principal de la vida (trabajo, paternidad, relaciones, etc.) estás fingiendo y te aterroriza ser «descubierto».
- Piensas sinceramente que vas a estropear por completo una tarea y luego te sorprendes bastante, por no decir que te sientes aliviado, cuando sale bien.
- Temes las revisiones de rendimiento, las evaluaciones de los compañeros o escuchar de forma accidental una conversación sobre ti porque estás seguro de que serán negativas.
- Cuando recibes comentarios positivos, cumplidos o elogios, tiendes a rechazarlos y te sientes un poco avergonzado.
- Cuando algo sale bien, lo atribuyes a la buena suerte o a fuerzas externas en vez de asumir el mérito de un trabajo bien hecho.

- Puedes incluso sentirte culpable o un poco asustado cuando te enfrentas al éxito o al privilegio, y a veces de manera consciente o inconsciente te autosaboteas.
- El fracaso te aterroriza, así que tiendes a dejar las cosas para el último minuto y luego te sientes superestresado por la tarea que tienes entre manos.
- Sientes que todo el mundo es mejor que tú y te esfuerzas por ser tan bueno como ellos en una situación dada (pero en realidad no sientes que seas bueno).
- Tal vez otros han comentado que eres «sobrehumano», pero tú no lo sientes así.

Para quienes no luchan con este demonio interior, tal vez parezca extraño que algunos de los individuos con mayores logros duden tanto de sí mismos. Pero me aventuraría a suponer que una buena proporción de las personas consideradas «exitosas» experimentan el síndrome del impostor, al menos antes de que se den cuenta de sus Micro Ts.

En el mejor de los casos, el síndrome del impostor resulta una forma penosa de vivir. En el peor de los casos, esta forma de pensar conduce a trastornos de salud mental significativos.[39] Durante mucho tiempo, los expertos pensaban que solo las mujeres padecían este síndrome, pero las investigaciones han demostrado que no es así: el síndrome del impostor afecta tanto a mujeres como a hombres de todos los ámbitos de la vida, clase, cultura, etnicidad y sexualidad, pero es justo decir que los grupos marginados experimentan más baja autoestima (hablaremos más sobre eso a continuación). La historia, las normas sociales y las estructuras culturales actúan como Micro Ts. De hecho, un 70 % de la población experimentará este fenómeno en algún momento de su vida.[40] Sin duda, este síndrome da lugar a una vida menos vivida donde a las personas les resulta difícil, incluso imposible, aceptar de verdad que son dignas de sus logros.

¿Por qué algunas personas se sienten más impostoras que otras?
Aunque el síndrome del impostor puede afectar a todos, es más frecuente en grupos particulares. Esto no quiere decir que ciertos grupos de personas sean más débiles, más propensos a la baja autoestima o, de alguna manera, menos resilientes en la vida. Todo depende de los Micro Ts que algunos grupos experimentan en la sociedad a lo largo de su vida.

Durante toda mi vida profesional he visto este tipo de suposiciones: que debe de haber algo «incorrecto» en un individuo, que es su problema o fallo lo que genera estos sentimientos de duda e inseguridad. Pero es demasiado fácil culpar al individuo, y eso no nos ayuda a comprender los mecanismos del problema. Por suerte, ahora tenemos más investigaciones que nos muestran cómo los Micro Ts sociales conducen al síndrome del impostor.

Una investigación sobre universitarios afroamericanos encontró que quienes experimentaron más incidentes de discriminación racial tendían a sentirse más como impostores.[41] Incluso la preocupación por ser estigmatizados debido a una característica demográfica como el género o la raza influye en que alguien se sienta impostor.[42] En otras palabras, si te preocupa que te traten de forma injusta por tu género, etnia, sexualidad, estado de salud o pertenencia a cualquier otro grupo, es más probable que experimentes este síndrome. Esto es importante porque la gravedad del síndrome del impostor se relaciona con la satisfacción laboral, depresión, ansiedad, desempeño deficiente en el trabajo y agotamiento.[43]

MICROAGRESIONES COMO MICRO TS

Esta definición del doctor Derald Wing Sue, profesor de psicología y educación en el Teachers College de la Universidad de Columbia, resume las microagresiones a la perfección: «Las microagresiones son las humillaciones, menoscabos, desaires, insultos e invalidaciones cotidianas que experimentan ciertos grupos en las interacciones diarias con personas bien intencionadas, pero que incurren sin ser conscientes en una forma de comportamiento ofensivo o vejatorio».[44] Como todos los Micro Ts, el daño lo causa el efecto acumulativo. ¿Alguna de estas declaraciones microagresivas te suena familiar?

- ¡Pero si se te ve muy bien!
- No te ha ido nada mal, teniendo en cuenta de dónde eres.
- Sí, pero ¿de dónde eres de verdad?
- Ay, es maravilloso que puedas hacer XYZ, a pesar de lo que te pasa.
- ¿No está tu esposo?
- No te preocupes, no me fijo en el color.

Las microagresiones son un tipo de sesgo implícito (por lo general, dañino de forma involuntaria) que comunican un insulto oculto o una invalidación. Es útil distinguirlas de otras formas manifiestas de opresión, casi siempre «ismos» (racismo, sexismo, clasismo, capacitismo, antisemitismo, heterosexismo, binarismo de género), cuyo propósito es dominar y mantener las desigualdades. En otras palabras, los «ismos» tienen dos elementos negativos: el efecto y la intención. En cambio, en la microagresión puede que no haya una intención de causar daño, aunque el efecto es igual de dañino.

Las microagresiones son una forma más sutil de discriminación, pero sus consecuencias son significativas. Generan baja autoestima, síndrome del impostor y fatiga psicológica, ya que el receptor se ve abocado a descubrir por qué tal declaración le ha hecho sentirse tan mal. Además, las microagresiones afectan a la motivación y perjudican la trayectoria profesional. Pero los efectos son aún más graves, ya que las microagresiones, los microinsultos y las microinvalidaciones pueden provocar problemas de salud física, acortar la esperanza de vida y aumentar la desigualdad en el acceso a la educación, el empleo y los servicios de salud.

¿Por qué tenemos sesgos implícitos?

Hay demasiada información a nuestro alrededor como para evaluarla en un momento dado. De hecho, por lo general, solo procesamos de manera consciente una pizca minúscula de los 11 millones de fragmentos de información que recibimos cada segundo de cada día. Al igual que la respuesta al estrés es automática, contamos con otros atajos cognitivos que nos ayudan a salir adelante en un entorno complejo y en constante cambio. De hecho, la gran mayoría de los procesos del cerebro está fuera de nuestra conciencia y opera en piloto automático, lo que nos permite lograr funciones de alto nivel, como la toma de decisiones y la reflexión. En otras palabras, nos permite realizar las tareas cotidianas de la vida sin tener que analizar de manera explícita cada fragmento de información con la que el mundo nos bombardea. Eso es fantástico porque nos ha permitido adaptarnos y evolucionar, pero tiene un inconveniente: todos somos propensos a sesgos y errores cognitivos porque tenemos una cantidad limitada de capacidad mental. Un sesgo implícito es uno de esos atajos, por el cual hacemos suposiciones instantáneas de una persona o grupo en función de las características que creemos propias de ese grupo. Lo anterior no siempre conduce a una creencia negativa o dañina, pero si no tenemos suficiente experiencia directa de un grupo, dichas suposiciones tienden a ser estereotipadas y caricaturizadas, y a menudo reflejan prejuicios, lo que lleva a microagresiones no intencionales.

El cumplido malintencionado

Al explorar las microagresiones como una de las razones por las que ciertos grupos parecen sufrir más el síndrome del impostor, Kellie reveló que ella había ganado una beca y un lugar en un programa especial no solo por sus calificaciones, sino por su historial. Dijo que siempre se había sentido cohibida por ello y que quizá no se había ganado verdaderamente el éxito por ella misma. Kellie recordó la cantidad de veces que alguien le había dicho: «¡Qué suerte has tenido de obtener esa beca!». O «qué bien te han ido las cosas, considerando...». Siempre con la idea subyacente de que su éxito no tenía que ver tanto con los logros académicos, el trabajo duro o la aptitud, sino que lo había conseguido de manera injusta sin que nada contaran las horas de estudio o los sacrificios que había hecho toda su vida para comprometerse con una carrera.

Kellie también me contó que el éxito la hizo sentir incómoda. Nunca lo había dicho (ni en casa ni en el trabajo) porque no quería que se dieran cuenta de que había «fingido» todo ese tiempo. Por lo tanto, jamás tuvo la oportunidad de escuchar un punto de vista alternativo o de que alguien la ayudara a cuestionar estos pensamientos desencadenados por los Micro Ts de las microagresiones. De hecho, cada vez que Kellie sentía los síntomas más fuertes del síndrome del impostor, esos cumplidos «de doble filo» resonaban en su mente.

Esta fue una profunda revelación. Durante las semanas siguientes, Kellie experimentó una variedad de emociones, incluido el enojo por las microagresiones, el alivio de encontrar una razón, o razones, identificables para su síndrome del impostor y una dosis de melancolía por el tiempo desperdiciado con la baja autoestima.

Kellie declaró: «Siempre pensé que tenía que ver con mi interior, como si algo estuviera mal en mí, no lo relacionaba con mis experiencias». De nuevo, esto resalta la forma en que los Micro Ts son casi imperceptibles y, por lo tanto, insidiosos. Los comentarios e interacciones que en la superficie parecen positivos, pero que luego dejan un mal sabor de boca, causan esa tensión interior. Las microagresiones también pueden ser conductuales. Por ejemplo, mi paciente Kai experimentaba interrupciones constantes mientras hablaba en las reuniones, sin embargo, nadie más parecía ser interrumpido de esta manera y, por lo tanto, comenzó a arraigarse en ella de manera profunda la baja autoestima. La naturaleza continua de estos Micro Ts desgasta a la gente, lo que da lugar a problemas como el síndrome del impostor, ya que la persona a la que interrumpen siempre se pregunta no solo si alguien la está escuchando, sino si tiene algo valioso que decir. Por lo tanto, es una forma de microagresión que puede convertirse en acoso sutil con el tiempo si no se cuestiona.

A fin de ampliar la toma de conciencia antes de pasar a la fase de aceptación de la estrategia CAA, creo que es pertinente explorar cómo los sesgos implícitos llevan a las personas a realizar actos dañinos como las microagresiones, las cuales contribuyen al síndrome del impostor y a la destrucción de la autoestima.

OTRAS RAZONES PARA NUNCA SENTIRSE LO BASTANTE BUENOS

Como los Micro Ts se acumulan a lo largo de la vida, es raro que descubrir solo uno lleve a la aceptación. Al trabajar con Kellie (como con todos mis pacientes), también investigamos algunos patrones de comportamiento que quizá habían estado perpetuando el síndrome del impostor. De nuevo, Kellie admitió que se sentía reticente a compartir algunos de sus hábitos conmigo, en especial, el uso de las redes sociales. Reconoció que la gran cantidad de tiempo que pasaba en LinkedIn («al parecer, cada minuto libre») le generaba niveles aún más altos de baja autoestima, pero no podía parar. Cuando observamos la cronología con atención, surgió un vínculo entre el momento en que comenzó a sentirse como una impostora y el momento en que empezó a mirar LinkedIn de manera casi adictiva. Esto ilustra cómo un Micro T se puede convertir en otro y cómo nosotros (en realidad, nuestros mecanismos cognitivos innatos e inculcados) perpetuamos los Micro T-emas que agotan la vitalidad.

Tenemos demasiados puntos de referencia

Además de los sesgos implícitos que recibimos de otros y nos provocan Micro Ts, tenemos muchos mecanismos incorporados para autocastigarnos. En la actualidad, uno muy común es la tendencia a compararnos con los demás, que también constituía una ventaja evolutiva, ya que los primeros humanos necesitaban ese mecanismo para sobrevivir (la capacidad de compararse, de inmediato y sin pensar mucho, con un oponente y concluir si eran más grandes o fuertes y ganarían la pelea o si se veían como el rival más débil y era mejor huir del peligro). Resultaba útil porque les ahorraba valiosos segundos que podían suponer la diferencia entre la vida y la muerte. Por supuesto, esto es superreduccionista y existen innumerables características que nos permiten compararnos con los demás. Sin embargo, hace un par de generaciones, la gente normalmente solo tenía contacto directo con su familia, las personas de su comunidad y del trabajo, y poco más. En cambio, ahora podemos compararnos con miles de millones de individuos con solo un toque de pantalla táctil. Y como, en términos evolutivos, era más peligroso juzgar mal a un rival claramente superior, el instinto nos lleva a comparar hacia arriba, en vez de hacia abajo. Por lo tanto, tenemos una tendencia innata a enfocar nuestra atención en las personas que creemos que son mejores que nosotros en algún nivel (lo cual era un mecanismo fantástico para los primeros humanos, pero resulta bastante negativo en un mundo en línea donde los perfiles y las imágenes están modificados, filtrados y perfeccionados).

En psicología, estos puntos ilimitados de comparación se llaman «puntos de referencia» (y verdaderamente son infinitos, ya que los algoritmos de las redes sociales están diseñados para hacerlos así). Kellie creyó, al menos al principio, que una plataforma basada en el trabajo como LinkedIn no se parecía en nada a otras aplicaciones de redes sociales donde la gente editaba sus imágenes físicas. Después de todo, era una plataforma de *networking*, ¿y no es eso lo que se nos dice que hagamos para mejorar nuestras perspectivas laborales? Aunque resultase exasperante, estábamos trabajando en la fase de aceptación de la estrategia CAA, así que profundizamos más para ver si los Micro Ts de Kellie la impulsaban al uso de las redes sociales y las comparaciones constantes.

«Si yo hubiera»

Nunca fui muy fan de *Sexo en Nueva York* y jamás he visto una serie completa, pero el personaje de Samantha me parece un buen ejemplo de cómo gestionar el «si yo hubiera»: ¡no le des importancia! Claro, es mucho más fácil decirlo que hacerlo. Como ya he mencionado, estamos programados para compararnos..., pero no solo con otras personas, también con nosotros mismos en un universo paralelo. ¡Verdaderamente, podemos ser nuestros peores acosadores!

En una serie de estudios de investigación de la Universidad de Navarra, se encontró que tendemos a idealizar las rutas que no tomamos y las elecciones que no hicimos.[45] Esto puede ser tan inofensivo como la envidia que sentimos por el plato que ha pedido otro comensal en un restaurante o tan significativo como arrepentirse de decisiones profesionales importantes, compañeros de vida, o incluso de tener hijos. Como no hemos vivido esos caminos alternativos, los idealizamos e ignoramos el hecho de que esas elecciones también habrían tenido dificultades, curvas de aprendizaje y decepciones. Todo el tiempo sobreestimamos lo bueno que podría haber sido algo (y las redes sociales agregan un gran peso).

Kellie dijo que desde que había empezado con el síndrome del impostor, siempre soñaba despierta sobre cómo habría sido su vida si no hubiera aceptado la beca. Tal vez «podría haber» hecho algo más que la «hubiera» hecho sentir más contenta. Todos en LinkedIn parecían tener carreras increíbles con las que estaban felices. «¿Por qué no me puede pasar eso a mí?», se preguntaba.

PASO 2 DE LA ESTRATEGIA CAA: ACEPTACIÓN

Para ayudar a Kellie, usamos el ejercicio «¿Y qué?». Puede sonar un poco duro al principio, pero ten paciencia porque es una forma directa y rápida de llegar al fondo de un problema y (lo más importante) encontrar la raíz del sentimiento que contribuye al malestar psicológico.

Para comenzar, declara el problema en cuestión.

El problema: no sé si hice bien en aceptar la beca y seguir esta carrera.

¿Y QUÉ?	RESPUESTA
¿Y qué?	Pues que no me parece bien que me hayan dado una beca y esté cuestionando mi trayectoria profesional.
Sí, pero ¿y qué?	Pues que, tal vez, si otra persona la hubiera aprovechado sería mejor que yo.
¿Y eso qué?	Pues que quizá se la robé a alguien que la merecía más.
¿Y qué?	Pues que no me la merecía... porque parece que no estoy feliz con mi carrera.

La respuesta: no me siento merecedora de mi éxito.

Los sentimientos que desencadena esta conclusión: culpa, vergüenza, autodesprecio.

Como ya he dicho, a veces esta técnica resulta demasiado dura, así que puedes inyectarle un poco de humor imaginando la voz de un buen amigo. Verdaderamente es una forma muy útil de identificar los sentimientos subyacentes que perpetúan los Micro T-emas como el síndrome del impostor. Una vez que los sentimientos salgan a la luz, podrás progresar a pasos agigantados en el trabajo de aceptación.

Culpa: nómbrala, no te avergüences

Estábamos ya acercándonos a la aceptación, el componente central de la estrategia CAA. Resultó que las microagresiones que Kellie había experimentado a lo largo de los años le habían creado un sentimiento de culpa (profundo y acechante) por su éxito o, de manera más precisa, por la ayuda que había recibido (en forma de beca) para llegar ahí. Al etiquetar el sentimiento como «culpa», podíamos abordarla de frente. Kellie se sentía culpable por la beca y porque no merecía el éxito, ya que había tenido esa «ventaja». Exploramos si esa culpa estaba justificada o no en el sentido de si ella había hecho algo malo a propósito o no. Era importante que Kellie reflexionara sobre esa pregunta, en lugar de dejar que su impostor interior se hiciera cargo. Aquí nos ayudó la emociobiota para permitir que diferentes emociones estuvieran presentes de manera simultánea, aunque al principio fuese incómodo.

No dejes que te desanimen: el ejercicio de la galería de arte

Dentro de la fase de aceptación, le pedí a Kellie que eligiera un lugar al que le gustaría ir, pero donde también hubiera otras personas. Podía ser un museo, cine, galería o cualquier tipo de lugar público que quisiera visitar. Kellie optó por una galería de arte, así que le pedí que se imaginara paseando, viendo pinturas, esculturas e instalaciones en una exposición que no fuera permanente. Esa sería la única oportunidad que tendría de ver esas piezas; no podría volver en otro momento, ya que pronto terminaría. Luego, le pedí que imaginara a muchas personas indisciplinadas y desconsideradas en la galería: hablaban en voz alta y su comportamiento era incívico. Le pregunté a Kellie cómo se sentía. «Molesta, enojada y frustrada» fueron palabras que le vinieron a la mente. A continuación, le pregunté si se marcharía de esa exposición única en la vida porque otros se estuvieran comportando de esa manera. Piénsalo tú también.

Kellie reflexionó durante un tiempo y dijo: «No, si esta fuera mi única oportunidad, me quedaría y disfrutaría de las obras de arte sin importar lo que hicieran otras personas».

En este ejercicio, la gente ruidosa e indisciplinada puede ser vista de forma literal (otros individuos) o metafórica (los sentimientos que crea el Micro T, como la culpa). No podemos cambiar lo que nos ha pasado, pero podemos elegir aceptar estas experiencias y trabajar con los sentimientos asociados. Para Kellie, las personas desconsideradas de la galería eran sus sentimientos de culpa y hasta cierto punto de vergüenza, pero reconocer que esta emoción no tenía por qué impedirle disfrutar de sus logros fue un paso adelante. Por lo tanto, esa aceptación hace que de verdad avancemos en la vida… Porque solo tenemos una oportunidad.

PASO 3 DE LA ESTRATEGIA CAA: ACCIÓN

Para el síndrome del impostor es útil usar una combinación de técnicas centradas en soluciones (que puedes poner en práctica ahora mismo para bajarle el volumen al impostor interior) y métodos a largo plazo (para reconstruir la confianza en ti mismo y un sentido firme de la autoestima).

Soluciones y consejos rápidos para manejar al impostor interior
Miniencuesta por teléfono
No siempre somos nuestros mejores jueces (y menos de nuestras cualidades), lo cual alimenta al impostor interior. Así que coge el

móvil, y elige a tres personas a las que respetes y en quienes confíes. Ahora mándales un mensaje de texto donde les pidas que enumeren tus tres cualidades principales y por qué creen que muestras esas características. Cuando tengas las respuestas, observa si puedes encontrar algún elemento común o que se repita, pero, lo más importante, ¡aprovecha los comentarios positivos!

Empodérate con una pose

El vídeo de la psicóloga social e investigadora Amy Cuddy de su pose de poder se volvió viral porque es una técnica muy fácil y se puede hacer en casi cualquier lugar. La teoría es que podemos usar nuestro lenguaje corporal para aumentar la confianza. Su investigación descubrió que las personas no solo se sentían más preparadas para enfrentarse al mundo, sino que, de manera fisiológica, los niveles de testosterona aumentaban, el cortisol disminuía e incluso había mayor gusto por el riesgo.[46] Así que la próxima vez que te encuentres en una situación donde necesites un impulso, planta firmemente los pies en el suelo, pon las manos en la cadera y dirige la cabeza y la mirada al frente. Hazlo durante dos minutos en privado (en el baño si es necesario) o adopta poses similares en reuniones importantes para ganar confianza al expandir tu cuerpo para ocupar más espacio y permitir que tus extremidades estén abiertas. Quizá descubras que reconoces este tipo de lenguaje corporal en personas que consideras poderosas y seguras de sí, y no hay nada de malo en imitarlo.

Sé tu *coach* en vez de tu crítico

Una narrativa interior crítica es un signo revelador del síndrome del impostor, a menudo derivado de los Micro Ts. Pero podemos sustituir esa voz que nos critica por una que nos aliente. Cuando piensas en un *coach*, no te imaginas a alguien que aplaca y pacifica, sino que te alienta a partir de tus fortalezas. Así que la próxima vez que entre en tu mente un pensamiento como «no tienes ni idea de qué haces aquí, no estás preparado», elimínalo con un grito positivo como: «¡Lo tienes todo para estar aquí, tienes mucho que dar, mucho que hacer! ¡Mereces estar aquí! ¡Vamos!».

Gestionar las microagresiones

Aunque todos anhelamos un mundo donde no existan las microagresiones, la realidad de los sesgos implícitos significa que estamos bastante lejos de una existencia tan utópica. Aunque se trate de Micro Ts sociales, hay formas de manejar las microagresiones para limitar el efecto que producen en ti. Los expertos sugieren hacer visible lo invisible. Por lo general, en las microagresiones, las personas no son conscientes de que su acto produce estos efectos; la intención rara vez es discriminatoria, pero el impacto es como cualquier otra forma de prejuicio o discriminación, por eso es bueno sacarlo a la luz. Hasta que los demás sean conscientes de sus comportamientos, es poco probable que cambien, por eso desarmar una microagresión es bueno en todos los sentidos. Con frecuencia, a esta conducta se la denomina microintervención. He aquí algunos ejemplos basados en las frases anteriores de microagresión:

En respuesta a «¡pero si estás genial!», **separa la intención de la declaración** diciendo algo como: «Sé que solo estabas tratando de ser amable y hacerme un cumplido, pero ha hecho que me sienta invalidado, ya que tengo una afección crónica. En vez de eso, la próxima vez pregúntame cómo me va».

En respuesta a «no te ha ido nada mal, teniendo en cuenta tus antecedentes», **pide una aclaración** como: «¿A qué te refieres cuando dices eso?».

En respuesta a «sí, pero ¿de dónde eres de verdad?», **revela tu propio proceso compartiendo tus observaciones y reflexiones**. Por ejemplo: «Me doy cuenta de que has hecho una suposición sobre mis orígenes; yo antes también hacía eso, pero aprendí que puede ser ofensivo y basarse en estereotipos de sesgos implícitos».

En respuesta a «ay, es maravilloso que puedas hacer XYZ, a pesar de lo que te pasa», **resalta los valores de esa persona**, diciendo algo como: «Veo que te importa la inclusión, pero es contraproducente usar un calificador como "a pesar de lo que te pasa"».

En respuesta a «¿no está tu esposo?», se justifica un **enfoque directo**, como: «Esa es una pregunta inapropiada».

En respuesta a «no te preocupes, no me fijo en el color», puedes **parafrasear** así: «Acabas de decir que no te fijas en la etnia de la gente, ¿verdad?».

Sin embargo, si recibes microagresiones de manera regular en un entorno particular (como el lugar de trabajo), busca ayuda e informa a la persona adecuada (tu gerente o algún superior).

Soluciones a largo plazo para superar el síndrome del impostor
Pide que te evalúen

Las personas que experimentan el síndrome del impostor tienden a ser muy buenas en el trabajo, porque todo el tiempo tratan de demostrarse que se merecen los puestos. Pero como están muy cualificadas y capacitadas (a menudo son expertas en sus campos), rara vez reciben evaluaciones, ya que sus colegas y gerentes no creen que las necesiten. Por esta razón, se embarcan en la búsqueda de señales descrita al principio del capítulo, tratando de determinar las evaluaciones por las expresiones faciales de las personas y otras comunicaciones no verbales. Para superar esto necesitas un acto de fe, ya que el impostor interior tratará de evitar este tipo de verificación de la realidad con pensamientos como: «¡No puedes preguntarle a X o Y qué piensa! ¡Se dará cuenta de que has estado fingiendo todo este tiempo!». Si experimentas este tipo de pensamientos, regresa al capítulo 4 y usa la técnica ABC, luego programa un momento para hablar con alguien en el trabajo o con un mentor externo sobre tu desempeño. Un mentor es una opción fantástica porque su función será ofrecer comentarios constructivos y alentarte, a la vez que te deja compartir tus sentimientos sobre el síndrome del impostor y la baja autoestima de forma desinhibida. Incluso si estás en lo más alto de la escala profesional, los mentores paralelos o los *coaches* ejecutivos te pueden ofrecer este tipo de función. En mi experiencia con el *coaching* psicológico, a menudo, los que están en la cima experimentan el síndrome del impostor con mayor intensidad y se benefician mucho de este tipo de apoyo, ya que un orientador objetivo ayuda a separar la realidad de las inseguridades. ¡Todos necesitamos una revisión de la realidad de vez en cuando!

Estrategia SMART de objetivos específicos (S), medibles (M), alcanzables (A), relevantes (R) y con límite de tiempo (T)
Una característica del síndrome del impostor es tener expectativas demasiado altas para uno mismo. Una forma proactiva de gestionarlo es establecer expectativas realistas, concretas y realizables (en otras palabras: metas u objetivos). Cuando nuestros

objetivos son vagos e imprecisos, no hay una forma real de medir el progreso y saber si alcanzamos un hito o cuándo lo logramos. Por eso, para callar al impostor que llevas dentro, aplica las siguientes estrategias cuando se trate de tu carrera o de cualquier otra meta que puedas tener:

Establece una meta **específica**. En vez de aspirar a ser el mejor del juego, lo cual es un objetivo vago, piensa en una meta que puedas definir con claridad. Por ejemplo, recibir formación orientada al desarrollo profesional continuo (CPD, por sus siglas en inglés) o acudir a un mentor para que te ayude con este consejo.

Decide cómo **medir** esa meta profesional. Como tu objetivo es específico, será mucho más fácil de medir. Terminar un curso de CPD o conseguir un mentor es medible de forma mucho más objetiva que esforzarte para ser lo mejor de lo mejor.

Asegúrate de que tu objetivo es **alcanzable**. Lo mejor de esta estrategia es que, una vez que has definido la meta específica y explícitamente, es mucho más fácil decidir si de verdad es realizable. ¿Tienes tiempo para el CPD? ¿Sabes dónde encontrar mentores? Al asegurarte de que es factible desarrollarás la confianza en ti mismo que hará que se esfume el síndrome del impostor.

Pregúntate si es importante o **relevante**. Todo eso puede sonar genial, ¡pero tal vez no necesites ese tipo de CPD! Selecciona una meta que te ayude a crecer y desarrollarte.

Ponte una **fecha límite**. ¿Cuándo te gustaría alcanzar el objetivo? Define un plazo razonable y realista en función de tu agenda.

Como la naturaleza del síndrome del impostor te hará minimizar los logros y maximizar los «casi» errores, es útil documentar el progreso y los logros. Crea un archivo y ponle un nombre alentador lleno de energía. Por ejemplo, el mío es *¡Todo me ha salido muy bien!* Y lo más importante: celebra todas y cada una de las victorias, con un ser querido si es posible, y practica el aceptar cumplidos con amabilidad. Al principio es un poco difícil, pero cuando el impostor interior comienza a desvanecerse, se vuelve mucho más agradable.

Ábrete a los demás

El síndrome del impostor nos hace sentir indignos de nuestros logros, pero también resta importancia a lo lejos que hemos llegado y los desafíos que hemos afrontado para lograrlo. Pero al compartir nuestro viaje con otros, podemos recordarnos que de verdad somos dignos de nuestros logros y, al mismo tiempo, inspirar a más personas. Por lo tanto, piensa en compartir tu viaje con los que están en un camino similar y piensa en ello desde la perspectiva de un alumno.

Esto es un gran truco cuando estás nervioso por tener que dirigir reuniones o hacer presentaciones, ya que cambia el enfoque de «tú» a «ellos». Mucha gente me cuenta que cuando han sido más abiertos y sinceros sobre su experiencia han tenido mucha mejor acogida y casi siempre los sorprende la cantidad de personas que les confiesan que también se sienten como impostores. Esto no significa que tengas que compartir todos los aspectos de tu Micro T, solo las partes relevantes de tu historia que sean apropiadas para el entorno.

Escribe tu diario.
Consejos de la doctora Meg para tener confianza en ti mismo

1. ¿Qué cumplidos sientes más difíciles de aceptar?
2. ¿Qué significaría confiar en ti mismo de forma incondicional?
3. ¿Cómo te quieres sentir mañana?

MENSAJE FINAL DEL MICRO T DEL CAPÍTULO 6

Aunque es común, el síndrome del impostor a menudo es provocado por Micro Ts sucesivos. Cualquiera puede experimentar el miedo a «ser descubierto», porque estamos rodeados de innumerables puntos de referencia y tenemos una tendencia innata a compararnos. Saber cómo gestionar las microagresiones y volver a centrarte en tu progreso, en lugar de en compararte con otros, te ayudará a superar las dificultades asociadas con este Micro T-ema.

7

¡Cómete eso!

En este capítulo exploraremos:

- Cómo identificar cuándo comes de forma emocional.
- De qué manera la comida es mucho más que combustible (recompensa, castigo y purgatorio).
- No es lo que comes, sino por qué comes.
- Cómo practicar la autocompasión consciente para superar el comer en exceso.
- Formas de experimentar con los comportamientos para cambiar nuestras identidades.

Comer en exceso o no comer es otro de los Micro T-emas que observo con más frecuencia, pero a menudo se malinterpreta. Muchas veces lo llamamos «comer de forma emocional» y pensamos en ello como una manera de consumir nuestras emociones negativas (rápido nos viene a la mente la triste estampa de Bridget Jones con mal de amores, enterrando su corazón roto en un bote de helado), pero esa es solo una característica de lo que yo llamo el Micro T de Comer, el tema de este capítulo. De hecho, el consumo excesivo de alimentos ocurre cuando necesitamos consolarnos, ¡pero también comemos en exceso cuando nos sentimos estresados, aburridos, incluso emocionados! Es algo muy común y sucede por una multitud de razones, incluidas las derivadas de los Micro Ts, pero también debido a la fisiología innata que nos impulsa a buscar alimentos ricos en energía, el marketing moderno que estimula el apetito y una sociedad que da mucho valor a la apariencia física... Me estoy desviando... Volvamos a la historia de Mo del capítulo 1. Se convirtió en el protector de su hermano Van en la infancia y vino a verme cuando el médico le advirtió que tendría muchos problemas de salud si no modificaba su comportamiento alimentario. Pero la presión de cuidar a su hermano Van no fue la única razón por la que Mo recurrió a la comida para aliviar el estrés. Aquí explica el contexto familiar y social con más detalle:

> Fui el mayor de tres hermanos, Van era el de en medio y Meera era la bebé de la familia. Mamá nos daba de comer muuuy bien [risas] y siempre agregaba una segunda o tercera ración para sus hijos, pero no para Meera. En aquel momento me sentía mal cuando mamá le decía: «¡Nunca encontrarás un marido si engordas!». Eso suena muy anticuado ahora, pero en aquel entonces parecía normal. Era común que los niños y los hombres comieran todo lo que quisieran, todo el tiempo. ¡Rechazar la comida era el peor insulto para mi madre!
>
> Así que... es cierto... Sé que encuentro la comida reconfortante, eso no es un gran descubrimiento [risas]. No sería obeso clínicamente si comiera comida de conejo [risas]. Pero ahora no

sé qué hacer. Ya he intentado todo lo que se me ha ocurrido (en secreto, porque, claro, soy hombre y mis amigos me harían burla si lo supieran): dieta cetogénica y otras bajas en carbohidratos que empeoraron aún más las cosas por que me hacían oler fatal... No es una forma de conseguir una segunda cita, te lo aseguro [risas]. He hecho todos los ayunos, desde el 5:2, hasta el 16:8, pero siempre vuelvo a caer... Creo que no me queda otra que aceptar que soy un tipo gordo, pero tengo hijos y no quiero palmar de un ataque al corazón antes de los cincuenta.

De hecho en aquel momento Mo se jugaba mucho. No le faltaban ganas de cambiar, pero no encontraba las herramientas para lograrlo.

¿Qué es exactamente el Micro T de Comer?

El Micro T de Comer no es solo devorar un bote de helado después de una ruptura, sino que se asocia con la amplia gama de Micro Ts. Al igual que ocurre con todos los Micro T-emas, es más fácil de identificar a partir de tu patrón de comportamiento. La clave es que comas cuando no tienes hambre física. Observa si alguno de estos hábitos alimentarios te parece familiar (si son muchos, es probable que tengas algunos aspectos del Micro T de Comer en este momento).

- Comes hasta que te resulta incómodo o doloroso.
- O, por el contrario, esperas hasta que sientes que te vas a desmayar porque no has comido en muchas horas o en todo el día.
- Comes como un zombi, o sea, cuando miras el paquete vacío, te sorprendes, como si la comida se hubiera evaporado.

- Comes rápido. ¡Puedes devorar un plato entero en menos que canta un gallo!
- Comes al mismo tiempo que realizas otras actividades como hablar por teléfono, caminar, conducir, trabajar con el ordenador, etcétera.
- Tienes dificultades para rechazar la comida que te ofrecen.
- Comes cuando lo hacen otras personas aunque no tengas hambre.
- No te gusta ver un programa de televisión o una película sin picar algo.
- No sabes si ya estás lleno a menos que hayas limpiado el plato.
- Sientes que debes comer a horas determinadas del día, independientemente del hambre que tengas.
- Tiendes a comer lo que haya disponible, a menudo comida rápida, ya que no piensas en tus necesidades energéticas.
- Comes cuando se desencadena la respuesta al estrés, ya sea por factores estresantes del momento o por preocupaciones futuras y rumiaciones sobre hechos pasados (consulta el capítulo 4).
- Comes solo para pasar el tiempo o aliviar el aburrimiento.
- Comes para escapar de las emociones desagradables como tristeza, culpa, soledad, etc. (consulta el capítulo 3).
- Comes al experimentar sentimientos asociados con la falta de control, como frustración, ira, celos, irritabilidad, etcétera.

Todos comemos por razones distintas al hambre física de vez en cuando, pero si estos patrones conducen a un aumento o pérdida de peso significativos, vale la pena probar la estrategia CAA para desarrollar una relación mejor con la comida.

PASO 1 DE LA ESTRATEGIA CAA: CONCIENCIA

Ante el Micro T de Comer, es importante tener en cuenta el contexto de dónde surge. Lejos de ser solo un medio para sobrevivir, la comida (en realidad, el consumo) se asocia con el amor, el consuelo y la seguridad, en especial cuando esas emociones se derivan del cuidador principal. De manera comprensible, Mo era muy protector con su familia y estaba un poco a la defensiva. Por eso, cuando exploramos que no era raro que la comida se volviera casi indistinguible de los sentimientos de consuelo y amor, pudimos pasar de un punto de vista de culpa a uno de comprensión. El objetivo de descubrir el Micro T no es asignar fallos, sino conectar los puntos entre los problemas actuales y nuestras experiencias de vida. En el caso de Mo, asociaba la comida y el acto de comer con el alivio que le proporcionaban la paciencia y la presencia cálida de su madre en la mesa de la cocina, donde podía relajarse después de un día de hipervigilancia en la escuela. Era duro estar siempre cuidando de su hermano, en especial a una edad tan temprana.

LA COMIDA COMO AMOR

Al crecer, los niños asocian el cuidado de los progenitores o cuidadores principales con la comida. Por eso los sentimientos de seguridad y protección se entrelazan con el comportamiento alimentario. Le hablé a Mo de investigaciones que muestran que las mujeres consumen menos en las comidas familiares, lo que refleja la dinámica de poder relativo en una familia, en la que los hombres reciben más alimento que las mujeres.[47] Por lo tanto, proporcionar y repartir los alimentos para la familia puede verse no solo como una manifestación de amor, sino también como un reflejo de los roles sociales. Mo estaba bastante sorprendido: siempre se había sentido muy incómodo y avergonzado por el hecho de que su madre tratara a su hermana de manera diferente a los varones. Más tarde me dijo que saber que ese patrón ocurría en otras familias (muchas, de hecho) le había quitado un enorme peso de encima. Mo empezó a desenredar algunos de sus sentimientos reprimidos... Y las investigaciones nos muestran que la capacidad de identificar, regular y expresar nuestras emociones reduce la tendencia a aplacarlas comiendo.[48]

La información es poder en la fase de toma de conciencia

Para ayudar a Mo a comprender mejor cómo afectaban las emociones a su conducta alimentaria, le pedí que escribiera un diario de alimentación y estado de ánimo. Es un ejercicio muy simple que uso con todos mis pacientes con Micro T. La tarea es anotar no solo todo lo que comes, sino también lo que estás haciendo, con quién estás y cómo te sientes antes y después de comer. Puedes usar el siguiente fragmento del diario de Mo como modelo para recordarte que debes anotar esa información importante, que te ayudará a tomar conciencia. Sé lo más sincero posible (no hay necesidad de que nadie lea tu diario). Muchas personas que tienen el Micro T de Comer han desarrollado un patrón de alimentación sin sentido, casi como zombi, y se sorprenden mucho cuando documentan su consumo de esta forma. Sé amable y compasivo; vas a dar un paso valiente hacia una vida más libre, pero el proceso desencadenará algunos sentimientos enterrados profundamente. Escribe el diario por lo menos durante una semana, incluidos los fines de semana, ya que los comportamientos alimentarios varían según los días.

Diario de alimentos y estado de ánimo: 3 de enero

Hora	¿Qué estabas haciendo? ¿Dónde? ¿Con quién?	Nivel de hambre antes y después de comer[49]	Alimentos/ bebidas	Sentimientos/ estado de ánimo	Sentimientos/ estado de ánimo después de comer
19.30	Comiendo con la familia: madre, hermano, hermana y su familia en un restaurante	7 antes 3 después	Pizzas compartidas; pan de ajo y palitos de mozzarella de entrada; pastel de chocolate de postre.	Contento de ver a la familia, fue una semana larga en el trabajo.	Feliz, un poco cansado.
23.41	Solo en casa, todos dormían	4 antes 3 después	Barra de chocolate, té, galletas.	No sentía nada, estaba como desconectado.	Deprimido, me sentí culpable por haber vuelto a comer aunque ya había cenado un pudin.

Mo escribió el diario durante dos semanas. Fue muy útil, ya que nos permitió ver con mayor claridad la relación entre sus sentimientos, los desencadenantes de Micro Ts y el comportamiento alimentario. El cuadro anterior es solo un fragmento y señalaba aspectos muy reveladores. El comportamiento alimentario de Mo durante el día no era excesivo, razón por la que atribuía el aumento de peso a algo fuera de su control: «En realidad no como más que otras personas, así que debe de ser culpa de los genes». Pero cuando comía en grupo, el Micro T de Comer se volvía el centro de atención. Aceptó que era casi imposible rechazar la comida cuando su familia estaba cerca… Resultaba muy natural comer en presencia de sus seres queridos.

Como ahora Mo tenía su propia familia, se veía no solo como el protector sino como el proveedor. Dijo que se sentía bien por poder invitar a todos a comer y ser muy generoso con las porciones. Mo no quería decir que necesitaba perder peso, no quería que se preocuparan porque todos lo veían como el fuerte, así que, aunque no tenía mucha hambre, comía hasta hartarse. Cuando exploramos la parte de los sentimientos en el diario, pudo ver fácilmente que se había posicionado como el cuidador y protector de todos en su vida, un patrón que había aprendido de pequeño, cuando había tenido que defender a Van de los acosadores en la escuela. Esa identidad se convirtió en una parte tan fundamental de sí mismo que sentía que nunca podría mostrar ninguna debilidad o pedir el apoyo de sus seres más cercanos y queridos. Claro, es imposible mantener este rol las veinticuatro horas y la presión era casi insoportable. Pero comer chocolate aliviaba esa presión al final del día…, al menos en el momento.

¿La comida puede ser un antidepresivo?

Ciertos alimentos deliciosos, como el chocolate, estimulan en el cerebro los neurotransmisores que indican que uno se siente bien (por ejemplo, la serotonina). Esto tiene un efecto directo en nuestro estado de ánimo: incluso algunos investigadores afirman que el chocolate actúa como antidepresivo.[50] Otros alimentos y bebidas con mucha azúcar (incluidas las bebidas «saludables» como los zumos de fruta, ya que tienen una alta concentración de fructosa) aumentan el estado de alerta y pueden conducir a una sobreexcitabilidad. Por lo general, esto va seguido de un bajón (un colapso del estado de ánimo) cuando el cuerpo trata de restablecer el equilibrio.

LA COMIDA COMO RECOMPENSA

Era obvio que el Micro T de Comer de Mo giraba en torno a su relación familiar, pero a lo largo de la vida, la comida no solo funciona como demostración de amor, también puede ser recompensa. Por medio de la experiencia aprendemos qué acciones se asocian con recompensas y cuáles con castigos. Esto es similar a nuestra exploración de la respuesta al estrés y cómo ocurre de forma automática en situaciones similares al acontecimiento estresante inicial, pero la recompensa y el castigo se ven en términos psicológicos como una asociación vicaria. En otras palabras, aprendemos la asociación por la forma en que nos tratan los demás, en vez de por nuestras reacciones innatas de supervivencia. El término técnico para esto es «condicionamiento operante» o aprendizaje asociativo: nuestros sentimientos, pensamientos y comportamientos se refuerzan mediante elogios, obsequios y recompensas u otras experiencias positivas. Las experiencias negativas también forman parte del aprendizaje asociativo en forma de castigos y recriminaciones, que dan forma a nuestra comprensión del mundo y cómo encajamos en él. Cuando los castigos se aplican de manera indiscriminada, crean Micro Ts. Pero incluso las recompensas pueden fortalecer los patrones del Micro T de Comer cuando la comida se usa con demasiada frecuencia por su inmediato efecto placentero.

Durante la infancia y adolescencia de Mo, se había usado la comida como recompensa por casi cualquier buen comportamiento que él pudiera recordar, en especial cuando era un «buen niño» que protegía a su hermano y respetaba las normas sociales dentro de su entorno. De nuevo, eso es muy común: ¡recuerdo perfectamente que me daban dulces o helado si me portaba bien en una cita médica, en ocasiones familiares aburridas o en la iglesia! Los padres tienen un trabajo demasiado difícil; por eso, con frecuencia, ¡la comida es la forma más rápida y efectiva de modificar la conducta!

Pero, a diferencia de recibir una estrellita dorada en la frente, comer activa el «sistema de recompensa» del cerebro.[51] Los comportamientos que aumentan nuestras posibilidades de supervivencia (ya sea del individuo o de la especie) también activan el sistema de recompensa. Este sistema funciona cuando se activa un conjunto particular de estructuras en el cerebro, en respuesta al neurotransmisor llamado dopamina. La dopamina nos hace sentir bien… Así que cualquier cosa que desencadene su liberación nos resulta gratificante. El sistema de recompensa afecta a la conducta porque está programado para generar acciones que liberen dopamina; es decir, queremos hacer lo mismo otra vez para obtener la sensación placentera. Entonces, al ser un «buen niño», Mo aprendió que recibiría recompensas, en especial en forma de alimentos muy sabrosos que activaban el sistema de recompensa del cerebro. Por eso quiso seguir con este tipo de comportamientos, no ya solo de niño, sino también de adulto. Pero cuidar a los demás todo el tiempo es una carga pesada, así que cuando Mo vino a verme, comía tanto que estaba dañando gravemente su salud y bienestar.

PASO 2 DE LA ESTRATEGIA CAA: ACEPTACIÓN

Somos la razón por la que comemos

En la adolescencia, Mo internalizó por completo su papel como protector, no solo de su hermano, sino de todos los que le importaban en la vida. El refuerzo positivo que recibió en términos de elogios, amor, valor y comida fue tan gratificante que, incluso cuando el lado negativo de su Micro T de Comer apareció en forma de prediabetes, presión arterial y colesterol altos, Mo ya no distinguió entre su comportamiento alimentario y su sentido del ser. Él era la razón por la que comía. Aceptar esto como un punto de partida para el cambio, el segundo paso de la estrategia CAA, fue duro, pero le ayudó una gran dosis de autocompasión. A continuación, te presento un ejercicio para el Micro T de Comer y para cuando intentes liberarte de aspectos de tu identidad que ya no te sirven.

Ejercicio: Autocompasión consciente

Mo luchaba con la aceptación y sufría por muchas cosas, incluyendo defraudar a su familia, no ser lo bastante fuerte y, por supuesto, el peso. Así que le sugerí un ejercicio de atención plena enfocado en la autocompasión. Muchos aspectos de la atención plena se derivan de la meditación tradicional budista; aquí nos concentraremos en *metta*, que significa una sensación de amor platónico, bondad, buena voluntad, benevolencia, paz y armonía. Pero hay un giro, así que sigue leyendo.

- Empieza, como siempre, con unas respiraciones profundas con el diafragma para calmar el cuerpo y la mente.

- A continuación observa tu presencia permitiendo que la mente se sintonice con las sensaciones físicas. La forma más fácil es comenzar con la respiración: sé consciente de cómo inhalas y exhalas. Explora esta sensación con curiosidad y apertura. Luego examina tu cuerpo en busca de cualquier otra sensación, como tensión, opresión o pesadez.

- Ahora piensa en alguien que te importe profundamente. Reúne los sentimientos de *metta* (compasión, amor, afecto, amabilidad) y rodéate de ellos, imaginando que estás abrazando a esa persona a quien quieres.

- Después enfoca tus pensamientos en las siguientes declaraciones:
  - *Que _____ (agrega el nombre) sienta felicidad y libertad en el viaje de su vida.*
  - *Que _____ (agrega el nombre) experimente calma, armonía y serenidad en su caminar por la vida.*
  - *Que _____ (agrega el nombre) crea en su fuerza interior y sea capaz de afrontar los desafíos que le presenta la vida.*
  - *Que el sufrimiento personal de _____ (agrega el nombre) disminuya y desaparezca.*

- Luego vuelve a concentrarte en las sensaciones corporales. ¿Cómo te sientes? ¿Qué sensaciones físicas están presentes en tu cuerpo? Tal vez la respiración se ha vuelto más lenta o la tensión de la espalda ha desaparecido. Quizá te sientes más ligero, más luminoso de alguna forma. Incluso puede que estés sonriendo externa o internamente.

- Ahora vuelve tu atención a las imágenes que ves cuando piensas en la persona. ¿Puedes verla sonreír, feliz y sintiéndose libre? De nuevo, acércate a esta imagen mental con curiosidad, sin juzgar.

- Ahora, aquí está la sorpresa. Quita a ese ser querido y ponte en su lugar. Reestructura las frases anteriores en primera persona y repite:
  - *Que yo sienta felicidad y libertad en el viaje de mi vida.*
  - *Que yo experimente calma, armonía y serenidad en mi caminar por la vida.*
  - *Que yo crea en mi fuerza interior y sea capaz de afrontar los desafíos que me presenta la vida.*
  - *Que mi sufrimiento personal disminuya y desaparezca.*
- Por último, cierra la sesión centrando tu atención en la respiración otra vez. Concéntrate en la sensación de inhalar y exhalar de manera constante durante unos momentos antes de finalizar el ejercicio.

Esta técnica es superpoderosa para desarrollar la autocompasión (aunque al principio resulta incómoda). Mo se irritó un poco cuando dirigimos el sentido del *metta* hacia él porque no estaba acostumbrado a pensar en sí mismo ¡y mucho menos con amor y ternura! Pero se mantuvo firme, al principio por el bien de su familia. Con el tiempo, su postura, contacto visual y presencia general cambiaron. Era evidente que estaba listo para la tercera parte de la estrategia CAA.

Agrega un sufijo a tu identidad

Las investigadoras Amanda Brouwer y Katie Mosack realizaron un estudio fascinante que nos muestra otra forma de abordar el Micro T de Comer. ¿Cómo? Ajustando nuestro sentido de la identidad a través de modificaciones sutiles del diálogo interior.[52] El objetivo era probar si con solo agregar el sufijo «or/ora» a una intención saludable se podría influir de forma activa en el comportamiento de las personas. Pidieron a un grupo de voluntarios que creara una lista de declaraciones de identidad en torno a sus objetivos de salud. Por ejemplo, si el objetivo era comer más fruta, se convertían en «comedor/comedora» de fruta, si era hacer más ejercicio se llamarían «ejercitador/ejercitadora», y así. Al ponerse el sufijo «or/ora», los participantes se convirtieron en «hacedores» activos dentro de cada uno de sus objetivos. El resultado fue que los «hacedores» comieron alimentos saludables con más frecuencia y realizaron con más frecuencia otras conductas relacionadas con los objetivos en el mes siguiente al ajuste de identidad, en comparación con los del grupo de control, que solo recibieron los consejos nutricionales habituales.

Modificar el diálogo interior y luego comunicar este nuevo guion a los demás es una herramienta formidable cuando se trata de cambiar identidades. Es mucho más que solo «fingir hasta que lo logres», porque nuestras creencias impulsan los comportamientos. Sin embargo, tal vez te sientas nervioso al probar la nueva identidad por primera vez (es comprensible), por eso será útil preparar y probar las aguas con un experimento conductual en la fase de acción de la estrategia CAA.

PASO 3 DE LA ESTRATEGIA CAA: ACCIÓN

Estrategias a corto plazo centradas en soluciones para vencer los antojos

A veces los antojos de comida resultan abrumadores, pero son breves; por lo general solo duran unos minutos. Por eso la distracción es un buen método a corto plazo para cambiar los patrones de alimentación.[53] Aunque a veces la distracción se considera una forma poco saludable de afrontar los desafíos de la vida, cuando se trata de antojos, es una gran estrategia, ya que te ayuda a pasar el tiempo hasta que se te olvidan las ganas de comer. He aquí algunas formas cortas y concretas de usar la distracción de manera efectiva para desviar tu atención hasta que se te pase el impulso de darte un atracón.

Juega

En esta ocasión te sugiero sacar el móvil y jugar a algo que te estimule mentalmente (por ejemplo, *Wordle*, *Tetris* o *Sudoku*), ya que desviará la atención y los recursos cognitivos de tu preocupación por la comida. También puedes ponerte en modo retro y resolver un crucigrama en papel, ¡lo que te funcione!

«Aprieta» la fuerza de voluntad

Las investigaciones demuestran que tensar o contraer grupos musculares reafirma la fuerza de voluntad, ayudando a superar la tentación de comer; también aumenta la tolerancia al dolor físico; facilita tragar medicamentos con mal sabor y concentrarse en mensajes con mucha carga emocional.[54] Esta forma de cognición corporal te ayudará particularmente cuando quieras hacer cambios sostenibles a largo plazo en los hábitos de alimentación. Así que la próxima vez que sientas un antojo, ¡aprieta el puño y encarna a tu Rocky Balboa interior!

Presiona «pausa» en el mando a distancia mental

Comer sin pensar, en piloto automático, es un síntoma común del Micro T-ema de Comer, pero podemos recuperar el control de lo que nos llevamos a la boca usando un mando a distancia mental. Es bastante divertido jugar con esta técnica. Prepárate imaginando que tienes un mando a distancia en el cerebro: piensa qué aspecto tiene, visualiza los botones de pausa, *play*, avance rápido y rebobinado. Luego, la próxima vez que tengas un antojo y te descubras buscando algo de picar:

De forma mental, presiona «pausa» en tu mando a distancia interior y congela la escena en la vida real. En otras palabras, ¡deja lo que estás haciendo!

Tómate un momento y sal de ti imaginando que eres un observador de esta escena.

A continuación, de forma mental, presiona *play* e imagina cómo se desarrollaría ese Primer Acto: obsérvate desde arriba zampándote el chocolate y piensa en cómo te sientes. Hay un breve momento de gratificación instantánea, pero ¿qué sigue?

Luego respira profundamente y avanza rápido la escena hasta un momento después de sucumbir al antojo, tal vez una hora después.

Ahora estás en el Segundo Acto de tu película interior. Aquí, pregúntate: ¿cómo me siento? ¿Estás decepcionado contigo mismo? ¿Frustrado, experimentando una sensación de autodesprecio o culpa? Sé sincero contigo mismo sobre cómo te sientes por lo general después de este comportamiento alimentario. Estas emociones pueden ser fuertes, pero trata de no alejarlas, porque te ayudarán.

Ahora que ya has visto el futuro, presiona «rebobinar» en el mando a distancia mental y regresa al presente. Repite el Primer Acto, pero esta vez no sucumbas al antojo. En su lugar, evalúa si de verdad tienes hambre física o si estás a punto de comer impulsado por un Micro T, recordando que los antojos pasan en cuestión de minutos.

Pregúntate de nuevo: ¿cómo me siento? ¿Fuerte, controlado y con los pies en la tierra?

Por último, presiona *play* y toma una decisión consciente sobre la acción que deseas en tu película de la vida real. Tienes verdaderamente la capacidad de cambiar el Tercer Acto y darte la última palabra.

Este ejercicio va de hacernos conscientes de nuestros pensamientos, sentimientos y comportamientos para recuperar el control de nuestros actos, lo que afectará a toda nuestra vida. Por lo tanto, usa la técnica del mando a distancia no solo para superar el comer sin sentido como un zombi, sino también para cambiar los hábitos cotidianos que ya no te sirven.

ACCIÓN A LARGO PLAZO PARA SUPERAR EL COMER DE FORMA EMOCIONAL

Debido a que comer es una parte integral del mundo social y está entrelazado con nuestro sentido de la identidad en relación con los demás, a menudo podemos tener miedo de cambiar cómo comemos y qué comemos ante nuestros amigos, familia u otros grupos de personas. La aprensión en torno a las burlas, la humillación, la preocupación por ofender a los seres queridos o simplemente querer evitar las explicaciones son barreras tangibles para el cambio. Pero estas preocupaciones suelen exceder a la realidad, por lo que una buena manera de desafiar estos obstáculos es un experimento conductual.

Prueba tu nueva identidad con un experimento conductual

El mayor desafío para Mo fue cambiar sus patrones de alimentación ante su familia. No quería que se preocuparan por su salud, ya que él tenía el papel de proveedor y protector. Tampoco quería molestar a su madre rechazando la comida. Esas preocupaciones actuaban como un importante muro mental para que Mo superara su Micro T de Comer. Y eso era lo importante: esas reacciones familiares eran las expectativas y predicciones de Mo. No tenía ninguna experiencia de lo que sucedería si decía que no al postre porque nunca había rechazado un pudin en una comida. Con mucha frecuencia veo situaciones similares. De hecho, ¡yo misma he tenido que participar en experimentos conductuales para poner a prueba mis suposiciones sobre ciertas situaciones y mis reacciones y las de los demás! Algunos de los problemas más comunes tienen que ver con decir «no» y poner límites saludables. Es el caso de personas abrumadas por su tendencia a agradar a los demás, que temen perder sus conexiones sociales (y otras cosas) si dicen «no». El alcohol también desempeña un papel parecido para algunas personas, que creen que no podrán divertirse sin beber, o que una fiesta será aburrida, estresante o tediosa si no se rompe el hielo con una copa. Por eso, el experimento conductual es uno de mis ejercicios favoritos. Entonces, con Mo, ideamos un plan para poner a prueba sus suposiciones. Hazlo tú también siguiendo estos pasos:

> Toma una hoja de papel y divídela en cinco columnas. Es útil hacerlo a mano porque el hecho de usar lápiz y papel te ayuda a clarificar creencias. También es útil hacer un registro muy completo, ya que en este ejercicio ¡somos científicos experimentales!

¡Cómete eso!

Ahora escribe la **situación experimental**: es la placa de Petri en la que pondrás a prueba tu predicción (el siguiente paso). Consulta la situación que decidió probar Mo en el cuadro que aparece más adelante.

Después viene tu **predicción**: es decir, ¿cómo crees que se desarrollará la situación? Anota las dificultades con las que temes encontrarte, por parte de quién y cómo pueden surgir.

Una vez formulada la situación experimental y las predicciones, considera qué **recursos** tienes para manejar cualquiera de las dificultades que puedan darse. Esto es importante porque no queremos que saltes al vacío ¡sin un paracaídas!

Luego, una vez que hayas realizado el experimento, reflexiona y documenta el **resultado** real: debe incluir lo que sucedió ese día, las reacciones de los demás y cómo te hizo sentir todo.

Por último, escribe en pocas palabras el **mensaje final** de este experimento de conducta: ¿hubo alguna diferencia entre la predicción y el resultado? El mensaje final es lo que hayas aprendido del experimento y te sirve para el viaje de la vida.

SITUACIÓN EXPERIMENTAL	PREDICCIÓN	RECURSOS	RESULTADO	MENSAJE FINAL
Iremos a casa de mi madre para la comida familiar de los domingos. Todos estarán ahí, incluidos mi hermano, mi hermana y su familia.	Mamá habrá pasado toda la mañana preparando la comida y esperará que coma como siempre. Mi hermano se desconcertará y tal vez se molestará si ve una diferencia en mi comportamiento. Creo que mi hermana se preocupará. Puede que todos se sientan incómodos.	Mi esposa es mi mayor aliada. Le contaré todo lo que voy a hacer antes de ir a la comida para que me apoye si la predicción se vuelve realidad.	Mi madre y toda la familia notaron que no estaba comiendo tanto..., pero lo que me sorprendió fue que se sintieron aliviados. Resulta que estaban preocupadas por mi peso, pero pensaban que herirían mis sentimientos si lo mencionaban. Fue emotivo y, en ese sentido, me resultó un poco incómodo porque no estoy acostumbrado a mostrarme así. Me abrió los ojos y me di cuenta de cuánta presión he sentido.	No tengo que ser el fuerte todo el tiempo. Soy fuerte, pero mi familia quiere ayudarme. Tal vez no tenga que usar esta máscara todo el tiempo.

Mo descubrió que sus expectativas y predicciones estaban lejos de la realidad. Esta experiencia no fue nada fácil. Para Mo, fue todo un reto mostrarse vulnerable frente a quienes había cuidado y protegido durante tanto tiempo, pero descubrió que el protegerlos causaba cierto daño en sus relaciones porque había evitado que su familia estuviera tan cerca de él como le habría gustado.

¡Cómete eso!

Por lo tanto, este método «científico» que pone a prueba predicciones nos permite ver que incluso las personas a las que creemos conocer por dentro y por fuera, también pueden esconder sus verdaderos sentimientos por la misma razón: para evitar el daño percibido. Dar ese primer paso al experimentar de esta manera puede ser un paso vital para que tú y tus seres queridos os libréis de los Micro Ts.

MENSAJE FINAL DEL MICRO T DEL CAPÍTULO 7

La comida y el comer están entrelazados con los Micro Ts de muchas maneras (como una forma de tranquilizarse, de recompensa o de identidad) y es un Micro T-ema que por lo general se origina en edades tempranas. No es de sorprender, ya que necesitamos alimentos para sobrevivir, pero en un mundo de fácil acceso las 24 horas del día a alimentos ricos en energía, se ha vuelto cada vez más difícil moderar nuestro consumo. Como gran parte de nuestro comportamiento alimentario está en piloto automático, crear conciencia de los patrones de alimentación, desarrollar aceptación y tomar medidas para recuperar el control son elementos claves de este Micro T-ema.

8

¿Y el amor qué tiene que ver?

En este capítulo exploraremos:

- Los diferentes tipos de amor.
- El trauma de la traición.
- La envidia y los celos.
- Cómo las percepciones del amor pueden ser dañinas.
- Método para reaprender el amor.

Como mucha gente, crecí con películas de Hollywood y cuentos de hadas en los que la princesa siempre era salvada por un apuesto príncipe. La mayoría presentan el amor verdadero como el remedio de todos los males. Aunque alivia ver que algunos estereotipos (en especial, las normas de género) cambian con el tiempo, sigue prevaleciendo la noción del amor romántico, en el que se supone que hay una persona ahí fuera para ti, una persona que te comprenderá y completará. Sin embargo, hay muchos tipos diferentes de amor y, por lo tanto, muchas formas diferentes de perderlo...

Olivia estaba desconsolada, afligida y devastada por la ruptura de una relación de muchos años. No era el tipo de ruptura que primero te ha venido a la cabeza: a Olivia no la había defraudado un caballero de brillante armadura; experimentaba una profunda sensación de pérdida por la ruptura de una amistad. He aquí lo que dijo Olivia sobre su Micro T del Amor:

Me siento muy tonta incluso al contarlo. Sé que no debería ser gran cosa, pero cuando me pediste que pensara en algo que me cambió... pues es eso. Y parece que no lo supero.

Hace un par de años tuve una amiga íntima: pasábamos mucho tiempo juntas y nos mensajeábamos todos los días. En esa época yo estaba viviendo un proceso de fecundación in vitro. Su apoyo fue increíble para mí porque el tratamiento no funcionó y, bueno, ese es otro tema. De hecho, antes no podía sacar eso de mi mente, fue una gran pérdida y tuve que adaptarme, causó estragos en mi vida, pero ahora me siento bien. Encontré algo de paz. Lo que no puedo superar y por lo que he acudido a ti, es que esta mujer a quien consideraba una verdadera amiga, se quedó embarazada después de todo esto y no me lo dijo. Me enteré por una publicación de Facebook donde otra amiga lo mencionó (de hecho, no publicó fotos de ecografías ni nada por el estilo). Aquello me devastó, me dejó totalmente hecha polvo. No el hecho de que fuera a tener un bebé, pues me alegré mucho por ella, sino de que no me lo hubiera dicho y me enterara de esa forma. No puedo describir lo doloroso que fue, aún me afecta, siento que ya no puedo confiar en nadie, no salgo a conocer gente. Y no puedo hablarlo con nadie porque, incluso mientras digo estas palabras, creo que la mayoría de la gente asumiría que solo estoy amargada y celosa. Pero te prometo que no lo estoy, solo me siento devastada por haber estado hablando todo ese tiempo con ella y darme cuenta de que nunca lo mencionó. Así que ahora ya no nos hablamos.

Esta descripción de un Micro T es clásica: sabemos en el fondo que algo nos ha afectado, pero ignoramos el trauma, lo vemos como indigno de atención y compasión o sentimos que los demás harán suposiciones y juicios negativos. Y como he mencionado a lo largo del libro, los Micro Ts son acumulativos, y con frecuencia actúan como fichas de dominó: un Micro T provoca una cascada de pensamientos y acciones que impiden el progreso en la vida. En el caso de Olivia, empezamos explorando si percibía la omisión de su amiga sobre el embarazo como una traición, pero ella lo descartó: «No era como si fuéramos una pareja y ella me estuviera engañando o algo así». Pero hay muchos tipos de amor y todos pueden causarnos angustia y desencadenar una sensación de traición.

Enfoque en el Micro T: El trauma de la traición

Cuando alguien nos traiciona, sentimos como si de pronto nos quitaran el suelo de debajo de los pies: lo que creíamos una base sólida de confianza y seguridad se hace añicos y tiene un efecto importante en el individuo. El dolor emocional que emana después de una traición resulta tan agudo como una lesión física y deja cicatrices psicológicas duraderas si no se procesa de forma adecuada.

El trauma de la traición puede ocurrir en la infancia, un momento clave para el establecimiento del apego. En términos psicológicos, si el cuidado en la vida temprana es inconsistente o negligente, da lugar a un estilo de apego inseguro que dificulta que las personas adultas formen vínculos emocionales. Pero el trauma de la traición también puede ocurrir más adelante en la vida, en relaciones románticas, amistades íntimas y dentro de la familia. A menudo solo pensamos en la traición en términos de una pareja romántica, pero las vulneraciones de confianza en otras relaciones estrechas tienen tanto impacto como la infidelidad.

En este sentido, el trauma de la traición se puede asociar con muchos comportamientos, como la deslealtad, la mentira, el engaño (físico o emocional), el chisme u otras conductas que dañan los lazos de una relación. ¿Por qué? Porque, en términos evolutivos, somos criaturas sociales que dependen del grupo para la seguridad y la supervivencia. Aunque hoy en día no necesitemos a otros para defendernos de los depredadores peligrosos, seguimos programados de la misma manera que los primeros humanos. Por eso resultan tan abrumadoras las traiciones, ya que se perciben como una amenaza para la supervivencia.

LA FILOSOFÍA Y LA TAXONOMÍA DEL AMOR

Al igual que Olivia, a menudo pensamos que el único amor que importa es el romántico y glamuroso: caer en los brazos de alguien y de inmediato sentir que estás en casa, el «amor a primera vista», «el elegido» o «la elegida», la «media naranja»... Pero esa comprensión del amor perjudica nuestro bienestar emocional de forma significativa, ya que existen muchos tipos de conexión amorosa.

Dentro de la filosofía, teología, mitología y conciencia popular existen categorías de amor (algunos mencionan cuatro, otros siete) que nos ayudan a entender las complejidades de nuestras relaciones. Te presento las siguientes categorías más bien como una curiosidad (en psicología no se usan tanto), pero se trata de información sociocultural útil porque vemos estos tipos de amor representados una y otra vez en películas, arte, música y otros medios que consumimos todos los días:

Eros **(amor romántico).** ¿Alguna vez te has preguntado de dónde viene la palabra «enamorar»? En la mitología griega, el pequeño querubín que ahora llamamos Cupido se llamaba Eros, el dios del amor romántico y sexual. Con sus flechas doradas, el descarado Cupido provocaba esa intensa y apasionada forma de amor: en otras palabras, te envolvía «en amor». Este anhelo era tan ferviente que se veía como una especie de locura, como la que condujo a la caída de Troya en el fatídico caso de Helena y Paris.[55] Por lo tanto, cuando la flecha te alcanza, ese tipo irracional de lujuria y deseo de posesión del otro también puede llevarnos a la ruina.

Philia **(amistad).** Este tipo de amor se basa en la amistad y se enfoca en desear lo mejor en la vida de la otra persona. Esta forma de buena voluntad compartida es equitativa y se funda en un sentido fuerte de confianza y compañerismo. La *philia* puede estar presente en una pareja sexual o una relación platónica. Muchas veces se piensa que este tipo de amor de compañerismo va después del *eros* en las relaciones románticas, pero también puede ser lo primero y conducir a una mayor autoconciencia, autenticidad y entendimiento. Se cree que este tipo de amistad verdadera protege la salud física y mental en forma de apoyo social positivo.

***Storge* (amor familiar).** Este tipo de amor tiene que ver con la familia. Es el amor incondicional que los padres tienen por sus hijos. El *storge* es similar a la *philia* en el sentido de que el dador solo quiere cosas buenas para el receptor, pero es diferente porque es asimétrico, ya que los niños son egocéntricos por naturaleza. Este tipo de amor es vital para la supervivencia de las especies, ya que los bebés y los niños necesitan ser amados y cuidados independientemente de su comportamiento, el cual no sería aceptable en otras dinámicas de relación.

***Agape* (amor por el mundo).** Es el amor universal, por ejemplo, el amor por la humanidad, el mundo natural o el amor religioso por un dios. Una característica central del *agape* es el altruismo, ayudar a los demás sin esperar nada a cambio, por lo que se lo considera un tipo de amor desinteresado.

Estos tipos de amor son útiles para alejarnos de la noción de que el amor solo tiene que ver con «el elegido» o «la elegida». Tenemos muchos «elegidos» a lo largo de la vida en todas las categorías anteriores, así que no hay que sucumbir a la presión hollywoodense de encontrar al Príncipe Azul (o la Princesa...; es interesante que todavía no hayan sacado una versión no binaria) que de forma mágica hará que todo esté bien en nuestra vida.

Enfoque en el Micro T: Amigos tóxicos

Al igual que las relaciones románticas y familiares, las amistades también pueden ser tóxicas, pero por lo general hablamos menos de eso (por eso es un Micro T revelador). Como no todas las amistades terminan porque son tóxicas, a veces es complicado ver si la relación se había agriado, en especial cuando ocurre de forma gradual durante un largo periodo. He aquí algunas claves, señales de alerta (o bandera roja), por así decirlo, de que tu amistad ya no es sana:

- Tu amigo ha empezado a menospreciar las creencias y valores que sabe que te importan.
- Tu amigo ha cruzado un límite personal para ti que ha dado lugar a un trauma por traición.
- Empiezas a sentir que tu amigo te juzga; por ejemplo, hace comentarios maliciosos sobre tu apariencia, forma de vestir, otras relaciones, trabajo, e incluso cosas diminutas que apenas notas.
- Tu amigo te acusa de ser «hipersensible» cuando sus acciones o comentarios te parecen molestos, lastiman tus sentimientos o minimizan tus experiencias.
- Sientes que tu amigo te humilla o menosprecia, en especial frente a otras personas o en redes sociales.
- Cuando hablas, no sientes que te escuche; a veces incluso parece tan aburrido que ya no quieres hablar.
- Sientes que la amistad es muy unilateral, parece que solo tú buscas el contacto.
- Te da migajas: las suficientes para mantenerte implicado en la relación, por ejemplo, un mensaje de texto ocasional, una llamada o una cita, lo que te genera confusión y decepción, ya que no es suficiente para mantener una relación sólida.

Los amigos tóxicos agotan tu autoestima, confianza y energía emocional, por eso vale la pena identificar esas relaciones destructivas y eliminarlas si es apropiado (ya lo veremos más adelante en la fase de acción). Las amistades deben motivarte y aportarte calma, no chuparte la energía.

Cuando Olivia y yo exploramos su amistad, el único problema que se destacó fue el de las «migajas». Es interesante, ya que el contacto inconsistente es una bandera rosa, en vez de roja. La bandera rosa es una señal de preaviso. Por ejemplo, cuando se enciende la luz que avisa de que la gasolina del automóvil se está acabando, pero sabes que todavía te quedan varios litros para llegar a una gasolinera. Las banderas rosas en las relaciones pueden indicar toxicidad, pero no necesariamente. Son señales que te avisan de que debes revisar tu relación para asegurarte de ello y, al igual que el nivel bajo de gasolina, no deben ignorarse. En el caso de las migajas, la falta de comunicación y contacto pueden deberse a otros factores, por lo que siempre vale la pena revisarlas (exploraremos eso más adelante en este capítulo).

Por el momento, esto nos dio un punto de partida importante para descifrar la constelación particular de los Micro Ts de Olivia. Las cosas variarán en función de las relaciones, sean hermanos, amigos íntimos o con quienes más nos identificamos. Para comenzar a encontrar algunas pistas, empezamos con la primera fase de la estrategia CAA (conciencia) que nos llevó a descubrir cómo amaba Olivia.

PASO 1 DE LA ESTRATEGIA CAA: CONCIENCIA

Aunque no todos los Micro Ts provienen de los primeros años de vida, el amor es un área intrínsecamente vinculada a nuestra experiencia formativa de recibir atención y cuidado. Por lo tanto, es valioso reflexionar sobre un área que está respaldada por una gran cantidad de investigación: el estilo de apego.

El apego lo es todo

Los bebés y los niños de corta edad necesitan a alguien que los cuide por completo para sobrevivir. No somos mamíferos que ya caminan una hora después de nacer o se alimentan al instante, por lo que esa primera relación prepara el escenario para nuestra percepción del mundo. La manera en que nuestros cuidadores responden a nuestras necesidades en los primeros años de vida forma lo que se conoce como «estilo de apego». Desde la niñez desarrollamos diferentes estilos de apego que van moldeando cómo nos sentimos acerca de nosotros mismos y de los demás, y cómo nos comportamos. Cuando somos pequeños aprendemos sobre las relaciones humanas y sobre conceptos como la confianza y la seguridad para explorar el mundo, de nuestro principal cuidador (casi siempre la madre, pero otros adultos como padres y abuelos también desempeñan este papel). El contacto físico y la hormona del vínculo (la oxitocina, que calma y reconforta) favorecen el apego. Los cuatro estilos principales son:

Apego seguro. Proporciona a la persona la creencia interior de que los demás responderán, lo que significa que el mundo es un lugar seguro. Las relaciones adultas tienden a ser de confianza y duraderas, y en todos los tipos de amor se comparten sentimientos verdaderos, por lo que esta base segura permite la vulnerabilidad. A las personas con apego seguro también les resulta fácil buscar apoyo cuando lo necesitan y han desarrollado mecanismos de afrontamiento adaptativos.

Apego ansioso-ambivalente. Se desarrolla a partir de experiencias inconsistentes de amor: algunas veces el cuidado fue sensible a las necesidades y otras hubo falta de consuelo y atención. El apego ambivalente da lugar a personas aferradas, empalagosas o dependientes que tienen una preocupación subyacente de que las parejas, y hasta cierto punto los amigos, en realidad no se preocupan por ellos. Este miedo hace que el individuo desconfíe de formar lazos con los demás, y si los lazos se forjan y luego se rompen, la intensidad de la ruptura es abrumadora.

Apego evitativo. Aquí las necesidades de cuidado no fueron satisfechas de forma adecuada, por lo tanto, la expectativa es que los demás no respondan y devuelvan el afecto. Los adultos con este tipo de apego desarrollan problemas con la cercanía, y la intimidad, y les resulta difícil manifestar sus sentimientos con los seres queridos. El apego evitativo también conduce a que se perciba poco interés en crear vínculos sociales y amorosos: la persona parece distante ante los demás.

Apego desorganizado. Por lo general, proviene de un entorno errático en el que se ha pasado de un cuidado intrusivo a uno pasivo, lo cual resulta perturbador para una persona. Esta forma menos común de apego se expresa como una combinación de rasgos evitativos y ambivalentes, como un reflejo del amor experimentado en los primeros años, es decir, primero empalagoso, luego frío.

Los factores que afectan al tipo de apego que desarrollamos incluyen la calidad de la crianza y el cuidado, pero muchas otras influencias también desempeñan un papel: las características y los rasgos de personalidad de los propios niños también influyen en el estilo de apego y, por lo tanto, es importante recordar que este proceso es una interacción entre el niño y el cuidador. Esto explica cómo diferentes niños de la misma familia tienen estilos de apego distintos por completo. Entonces, ¡no culpemos del todo a los padres por nuestro estilo de apego! Como hemos visto a lo largo de este libro, comprender y tomar conciencia son estrategias más útiles que culpar. Las circunstancias familiares, incluidos los principales acontecimientos de la vida dentro de la familia, el entorno y la cultura, también desempeñan su papel, e incluso cuando somos bebés, formamos múltiples lazos que generan estilos diferentes.

Al revisar los estilos de apego, Olivia explicó que, en general, de niña tenía un apego seguro. Sus cuidadores eran receptivos y confiables y se había sentido apoyada, «pero no diría que mamá era una gran abrazadora; en todo caso, era tibia, no fría, pero no cálida como otras madres que conocía». Esta fue una pequeña pista, ya que todos anhelamos el contacto físico (consulta el cuadro de la página 208), así que empezamos a construir el lienzo del Micro T de Olivia. Le sugerí que pudo tener formas de apego distintas con su madre y su padre, y esto arrojó algo de luz sobre la situación: reveló que sí, el apego con su madre parecía más ambivalente que el vínculo seguro que tenía con su padre.

Durante mucho tiempo, en la práctica y la investigación psicológicas y del desarrollo, se pensó que las personas tenían un estilo de apego único y fijo desde la infancia. En otras palabras, solo podías tener un estilo y se quedaría contigo toda la vida. Hoy existe, sin embargo, una mayor comprensión de las complejidades de las experiencias humanas y, bueno, la vida no es así. Los Micro Ts pueden ocurrir al mismo tiempo que se construyen bases seguras en los primeros años de vida. Esas experiencias no son mutuamente excluyentes, por eso el Micro T parece tan confuso (alguien puede sentir que, en general, tiene un apego seguro: «Entonces, ¿por qué tengo problemas?»). Además, tenemos diferentes estilos de apego en los distintos tipos de amor, por ejemplo, un apego seguro en *eros*, pero uno ansioso-ambivalente en *storge*.[56] Esto también nos ofrece una gran esperanza: así como un Micro T puede transformar un tipo de apego positivo en algo que complique las relaciones, entender y superar un Micro T puede transformar todos los tipos de amor en apegos seguros. Ese es el poder de reconocer un Micro T en tu vida.

Enfoque en el Micro T: Hambre de piel

El contacto humano es vital para el desarrollo del apego. Por eso los recién nacidos se colocan sobre la piel de su madre después del parto y se invita a los padres a practicar el contacto piel con piel con sus pequeños. En el capítulo 1 se señaló el trabajo trascendental de Harlow sobre la privación materna con monos Rhesus, lo que sugiere que los bebés tienen una necesidad innata (biológica) de tocar y aferrarse a algo para obtener consuelo emocional, conocido como «consuelo táctil». Por lo tanto, el consuelo y la percepción de cuidado que nos brinda el tacto es vital para nuestro funcionamiento, no solo cuando somos pequeños, sino durante toda la vida. El contacto humano libera la sustancia neuroquímica llamada oxitocina, a veces denominada «hormona del amor», que ayuda en el proceso de vinculación. También sabemos que la oxitocina mejora el estado de ánimo, aumenta los sentimientos de confianza y reduce la hormona del estrés (cortisol); por lo tanto, cuando realizamos una conducta de contacto físico, como abrazar, nos sentimos menos estresados a medida que aumenta la oxitocina y baja el cortisol. El contacto físico también ayuda al sistema inmunitario: un estudio con más de 400 adultos sanos descubrió que abrazar aumentaba los sentimientos de apoyo social y protegía contra el riesgo de contraer un resfriado.[57] En los que enfermaron, la mayor frecuencia de abrazos y el apoyo social percibido condujeron a síntomas menos fuertes.

Sin embargo, esta necesidad genera problemas a quienes están solos o necesitan aislarse por periodos, como lo vivimos durante la pandemia del covid-19. Es probable que mucha gente desarrollara hambre de piel o «privación del tacto» en aquel momento, pero las investigaciones también descubrieron que acariciar y abrazar a las mascotas desencadena una avalancha de oxitocina,[58] por lo que para las personas que se sienten más cómodas con los animales o que no pueden interactuar con otros humanos, el contacto físico con las mascotas también ayuda.

Amor en movimiento

Con Olivia, volvimos a la reflexión original de la estrategia CAA (capítulo 1) sobre qué aspectos de la vida fueron los que más formaron a la Olivia de hoy, y ahí entró el Micro T-ema del Amor. Olivia reveló que cuando era niña se mudaba cada dos años porque su padre estaba en el ejército. Aunque en casa se sentía amada, en cierto modo era consciente de que todas las mudanzas habían ejercido gran presión sobre su madre: «Quizá por eso era tibia, tenía que organizar todo cada vez que nos mudábamos y debió de ser duro». También era difícil entablar amistades cuando sabías que pronto te enviarían a otro lugar. Aunque la tecnología ayudaba de alguna manera porque se mantenía en contacto con personas de todo el país (y a veces del mundo), también era difícil ver a otros niños y luego adolescentes continuar con su vida sin esta interrupción. Ahora, ya establecida geográficamente, Olivia había sido reacia a hacer amigos, en especial amigas, pero como aquella mujer parecía tan genuina, saltó a la relación con el corazón y el alma. Por eso la ruptura de la amistad había sido tan debilitante y, en esta situación, Olivia reconoció el tipo de apego ambivalente que había desarrollado con su madre: se sentía empalagosa, aferrada y casi desesperada ante la idea de perder a su amiga.

Además, Olivia admitió una dolorosa sensación de pérdida al ver la publicación del embarazo, al mismo tiempo que un cálido sentimiento de felicidad por su amiga. Si pensamos en la emociobiota del capítulo 3, reconocemos que es posible y, de hecho, probable, experimentar una variedad de emociones al mismo tiempo, incluso las que se perciben como contradictorias. Ambas emociones, envidia y alegría por el embarazo de su amiga, eran reales y genuinas.

Celos, envidia y el monstruo de los ojos verdes

Aunque los celos y la envidia son sentimientos desagradables, presentan diferencias importantes cuando se trata del monstruo de los ojos verdes. Los celos aparecen cuando tememos perder algo importante para nosotros, y se asocian con otras emociones como ansiedad, ira y desconfianza ante la posible pérdida. La envidia es querer poseer lo que otra persona tiene. La envidia presenta dos modalidades: una es cuando le quitarías el objeto o la experiencia deseados a la otra persona; la otra es cuando desearías que tanto tú como la otra persona los tuvierais. Por lo tanto, la envidia crea sentimientos de deseo e inferioridad (por ejemplo: «¡Qué vacaciones tan maravillosas! Ojalá yo pudiera disfrutar de una escapada»), pero el lado más oscuro es cuando sale el resentimiento («No se lo merece. Yo trabajo más duro y debería estar en esa posición»).[59] En este último tipo de envidia, el más negativo, entra en juego la frase del monstruo de los ojos verdes de *Otelo*, la obra de Shakespeare. Esta experiencia emocional es más destructiva, presenta desaprobación tanto interna como externa y, a veces, sentimientos de vergüenza y culpa.

En general, la diferencia entre celos y envidia es el contraste entre «pérdida» y «carencia». En particular, esto es evidente en las amistades femeninas, donde las investigaciones muestran que las mujeres biológicas tienden a experimentar, en comparación con los hombres, niveles más altos de «celos de amistad» ante la pérdida de mejores amigos, que pasan a serlo de otras personas. En el capítulo 1 mencionamos el concepto de la respuesta al estrés consistente en «cuidar y ser amistosas» que tienen las mujeres, y dijimos que están más programadas de forma evolutiva para querer mantener el grupo cerca e intacto según su rol de supervivencia. Por eso a las mujeres y las niñas les resulta tan difícil cuando sus amistades se rompen, en especial si ven que su amigo o amiga está desarrollando nuevas relaciones (*philia*). Por supuesto, hay muchas sutilezas en juego, pero a menudo el simple hecho de ser consciente de que tienes esos sentimientos arraigados te ayuda a liberar y acomodar lo desagradables que son los celos y la envidia, y permitir su exploración en la emociobiota.

PASO 2 DE LA ESTRATEGIA CAA: ACEPTACIÓN

Para pasar de la etapa inicial de toma de conciencia a la fase de aceptación y progresar con la estrategia CAA, es útil profundizar en un tipo de amor: la *philia*. ¿Por qué? Porque tenemos muchas ideas sobre cómo funcionan las amistades y, de hecho, cuántos amigos deberíamos tener, lo que a veces alimenta el Micro T.

Enfoque en la amistad y la *philia*

Una de mis amigas más cercanas mencionó el dicho: «Las amistades son por una razón, una temporada o toda la vida». Como tantos dichos, es difícil saber su verdadero origen, pero adoro la frase porque me hace sentir bien respecto de algunas amistades que se esfumaron o implosionaron.

Las investigaciones muestran que hay un límite en la cantidad de amistades que podemos mantener en un momento dado.[60] El número de amigos íntimos, a quienes les muestras tu alma, con los que te quedas despierto hablando hasta que sale el sol (o sea, los especiales), por lo general no son más de los que puedes contar con una mano. Después vienen los amigos más cercanos, el número mágico ronda los 15; son las personas con las que disfrutas de actividades y compartes tiempo, pero no tus secretos más íntimos. Luego están las personas a las que esperas ver en fiestas u otras celebraciones importantes de la vida, como cumpleaños, bodas, incluso acontecimientos tristes como funerales, pero con quienes no te conectas de manera regular: por lo general, el número de estos amigos anda entre 35 y 50. Por último, está el círculo externo de gente que tienes en redes sociales y a los que, de vez en cuando, te gusta ver cómo les está yendo (o si eres un poco mayor, están en tu lista de tarjetas navideñas), pero rara vez te comunicas con esas personas; su número asciende más o menos a 150. Quizá tienes otros cientos de amigos y conexiones en redes sociales, pero, en realidad, si redujeras tu lista de amigos en línea a los que todavía te importan y aquellos en los que piensas, seguro que están alrededor del límite de 150.

Por supuesto, no pasa nada si no tienes tantas amistades: se trata más de la calidad que de la cantidad. Los amigos también vienen en diferentes formas y tamaños. Un paciente llamado Quinn vino a mi consulta cuando perdió a su mejor amigo: al romper con su pareja, su amadísima mascota Chewy se había quedado con el ex de Quinn, dueño original del perro. En la legislación de la mayoría de los países, los animales son vistos como «objetos personales», es decir, posesiones, al igual que un sofá o una joya. Esto está cambiando, pero con frecuencia veo que se desarrollan Micro Ts por la pérdida de un animal. Trabajo con colegas en el floreciente campo de la terapia asistida con animales y es evidente cuánto amor incondicional puede dar otro ser vivo (no humano) y, por lo tanto, lo devastador que puede ser separarse de criaturas tan desinteresadas.

¿Por qué existe un límite al número de amigos que tenemos en las diferentes zonas de amistad? Solo tenemos una cantidad finita de espacio y tiempo en nuestra vida: sería imposible mantener una amistad profunda con todos los que cruzan la puerta y, de todos modos, ¡muchos no lo querríamos! Además, a medida que avanzamos en la vida y cambian nuestras esperanzas, sueños y circunstancias, también cambian nuestras amistades. Puede que no sea una idea muy hollywoodiense de la *philia*, pero es realista y esperanzadora.

Gestionar la ruptura de una amistad

En terapia psicológica, la ruptura de una relación es solo la mitad de la historia: la reparación, o los intentos de reparación, son igual de importantes, si no más. Todas las relaciones experimentan rupturas, aunque las amistades pueden esfumarse o transformarse en algo tóxico con el tiempo. Por supuesto, puede ocurrir una ruptura espectacular después de una discusión, acontecimiento o situación importante, al igual que sucedería con cualquier otra relación estrecha. Esto último es sin duda más fácil de detectar, mientras que la lenta erosión de lo que alguna vez fue un vínculo de confianza, agradable y amoroso, a menudo deja a personas como Olivia sintiéndose a la deriva por completo. Cuanto más dure esta vivencia, más profunda será la huella del

Micro T. Entonces, si sientes que una amistad se está enfriando, considera el proceso ADN de tres pasos, que consiste en asumir la experiencia y ser proactivo con el Micro T del Amor:

A de abrirse. Habla con tu amigo, pero centrándote en ti, es decir, en cómo te sientes acerca de lo que esta sucediendo. Usa frases en primera persona para evitar estar a la defensiva. Dale a tu amigo la oportunidad de abrirse también y dile algo así: «Siento que, últimamente, nuestra amistad es un poco unilateral...».

D de dialogar y preguntar. A continuación, construye una frase en primera persona que exprese interrogación y curiosidad. Incluso los amigos más íntimos pueden ocultarnos las circunstancias difíciles, en especial las personas que parecen muy fuertes en el exterior (con frecuencia, ellos son quienes más necesitan buenos amigos que no juzguen). Si el comportamiento de tu amigo hacia ti ha cambiado de manera notable y parece fuera de lugar, será particularmente importante. Entonces, sobre la base del primer paso, la frase podría ser algo como: «Siento que, últimamente, nuestra amistad es un poco unilateral... y me pregunto si estás bien...».

N de decir no. Si te has abierto, has sido amable y afectuoso, pero tu amigo ha respondido de manera tóxica (consulta el cuadro de Amigos tóxicos), quizá sea el momento de respetar tu paz, tus límites... y decir «no» a la relación. Tal vez esa persona fue un amigo por una razón o una temporada, pero no de por vida, y eso está bien. En cambio, si tu amigo responde de forma positiva, puede ser un verdadero punto de inflexión para una conexión más profunda y satisfactoria. En este proceso, el «no» se enfocará más en mantener tus límites personales en lo relativo a las relaciones.

A veces las amistades resurgen cuando las razones o las etapas de la vida están más en consonancia. Por eso, al usar el proceso ADN das espacio y tiempo para nutrir otras conexiones más beneficiosas para ti, sin quemar las naves por completo. Sin embargo, tan solo pensar en este proceso puede provocar una sensación de dolor, así que sé amable contigo mismo y permite que tus sentimientos de pérdida y tristeza formen parte de tu emociobiota. Por último, busca apoyo emocional en otros amigos, pero trata de no hablar de tu viejo amigo durante demasiado tiempo para no incurrir en el tipo de resentimiento y rumiación que reducen tu calidad de vida y optimismo para el futuro.

Olivia dio el paso valiente de entablar una conversación ADN con su amiga. Fue una interacción de gran carga y exigencia emocional. Hubo lágrimas, abrazos y algunos destellos de esperanza. La amiga de Olivia reconoció lo mal que se había sentido por la forma en que se había difundido la noticia, dijo que no había sabido cómo contarle a Olivia lo del embarazo después de todos los esfuerzos de esta por ser madre. También reveló que, cuando nació el bebé, la maternidad le había exigido más de lo que había imaginado, pero había sentido que no podía compartirlo con alguien que no había tenido la suerte de vivir esos problemas. Las demandas de la maternidad, el trabajo y la vida en general casi hundieron a la amiga de Olivia, que se sentía ahogada entre grupos de madres de WhatsApp, trataba de continuar con su carrera como escritora independiente y hacía malabares para mantener todo funcionando... Esa fue la verdadera razón de la bandera rosa de las «migajas». En la conversación ADN también salió el asunto de que la amiga sentía que Olivia no la escuchaba de forma correcta, lo cual entendía, porque estaba atravesando un momento terrible. A Olivia le resultó difícil escuchar eso, pero hizo todo lo posible por no reaccionar y, en cambio, valorar la sinceridad de su amiga. Cuando nos familiarizamos con el Micro T del Amor es importante asumir nuestra parte de la ecuación, por difícil que sea al principio.

La poderosa influencia de lo que vemos

Ahora que ya hemos construido una imagen mucho más completa del Micro T-ema del Amor, nos falta otra pieza vital del rompecabezas. La teoría del aprendizaje social consiste básicamente en que «yo hago lo que tú haces», es decir, copiar los comportamientos de otros, casi siempre los de los principales cuidadores o personas que valoramos y respetamos.[61] El psicólogo Albert Bandura presentó esta teoría a finales de la década de los sesenta. El profesor Bandura se basó en teorías anteriores sobre el condicionamiento (consulta el capítulo 4), pero señaló que para hacer asociaciones no necesitamos experimentar algo de forma directa: las conexiones también se forman a través del aprendizaje indirecto. Los famosos experimentos del «muñeco Bobo» de Bandura descubrieron que después de ver a alguien golpeando al muñeco, los niños lo repetían de manera similar. En aquel momento había una gran preocupación por la influencia de la televisión en los niños que veían violencia y, de hecho, en 1972, el director general de sanidad de Estados Unidos declaró que la violencia televisiva era un problema de salud pública. Han existido muchas críticas a esos experimentos hasta la fecha, pero la teoría básica de que nuestras experiencias permiten cierto aprendizaje social sigue en pie, razón por la cual el mundo que nos rodea y la información que consumimos forma parte de los Micro Ts.

Olivia (y muchos de nosotros) creció con libros y películas sobre cómo los mejores amigos eran para siempre, lo que le indicó el modelo de lo que debería ser la amistad. En su familia, aunque se mudaban con mucha frecuencia, su madre mantuvo una estrecha amistad con su mejor amiga en todo momento. De hecho, Olivia y sus hermanos la llamaban «tía», una mujer que estuvo presente durante toda su vida por muchas veces que se mudaran. Aquello puso muy alto el listón de la *philia* en el sistema de creencias de Olivia, de modo que cuando sus amistades no estaban del todo a la altura, se sentía decepcionada.

PASO 3 DE LA ESTRATEGIA CAA: ACCIÓN

Las estrategias en esta etapa de acción de la estrategia CAA son útiles para todos los tipos de relaciones amorosas, desde las románticas (*eros*) hasta el amor familiar (*storge*) y la amistad (*philia*).

Enfoques a largo plazo para todos los tipos de amor
Aprende a ESCUCHAR
A los psicólogos les enseñan una habilidad llamada «escucha activa» y tú también la puedes aprender y usar para mejorar la calidad de tus relaciones amorosas. La escucha activa no es lo mismo que oír o escuchar. Estas últimas son formas de comunicación bastante pasivas, mientras que la escucha activa requiere concentración y esfuerzo. Este esfuerzo sin duda vale la pena y transforma por completo las relaciones cercanas. El propósito de la escucha activa es descubrir el significado emocional de lo que se comunica, no solo el significado literal de las palabras pronunciadas. Prueba la técnica LISTEN («escuchar», en inglés) que he formulado, basada en las enseñanzas del gran psicólogo humanista Carl Rogers:

L de *look* ('mirar'). La escucha activa implica tanto la comunicación verbal como la no verbal. Entonces, empieza por poner atención a lo que puedes ver: el ser querido te comunicará distinta información a través de la cantidad de contacto visual, mirada, muestra de pequeños gestos, postura corporal, expresiones faciales, incluso microexpresiones.

I de *incongruence* ('incongruencia'). Un aspecto súper útil de la escucha activa es cuando alguien te dice algo de forma verbal que es incongruente (es decir, contradictorio) con sus señales no verbales. Por lo general, las señales no verbales son el reflejo más preciso de cómo se siente una persona. Entonces, si tu pareja o amigo dice «sí, estoy bien, está bien, todo está bien», pero tiene los hombros encorvados, los brazos cruzados al frente y el contacto visual no se mantiene, entonces con seguridad puedes concluir ¡que no está nada bien!

S de *silence* ('silencio'). Cuando solo oímos las palabras de otra persona, en lugar de escuchar de forma activa, la mente tiende a apresurarse y a pensar en cómo vamos a responder. A menudo eso nos lleva a una respuesta apresurada o interrupciones directas: no hay espacio en la cabeza para que ocurra la parte activa del acto de escuchar. Al principio, dejar espacio para el silencio puede parecer intimidante, pero te permitirá procesar tanto los mensajes verbales como los no verbales (lo que se dice y cómo se dice) y crea la oportunidad para que tu pareja sea más abierta.

T de *touch* ('tocar'). Los humanos tenemos una forma intuitiva y no verbal de comunicación conocida como «toque social». Una simple mano colocada sobre el brazo o el hombro puede transmitir más compasión y comprensión en pocos segundos que un largo monólogo. El toque social es efectivo en particular cuando la intención es calmar a un compañero, pero también se puede usar para compartir distintas experiencias emocionales.

E de *emphasis* ('énfasis'). La voz es superimportante en la comunicación. Pon atención a todos los aspectos, como el tono, la velocidad, el volumen y la articulación. No tienes que pensar en esas características de forma individual, pues por la experiencia de interactuar con otros humanos ya sabes lo que ciertos patrones de habla te pueden estar diciendo. Por ejemplo, si alguien grita las palabras en rápida sucesión como una ametralladora, ¡seguro que no está bien! De todas formas, los patrones de habla son muy personales, por lo que resulta útil estar pendiente del énfasis si parece diferente al de las conversaciones habituales.

N de *noticing* ('notarte'). Otra pista para descifrar el significado emocional de la comunicación de tu ser querido es notar qué sucede en tu cuerpo durante la interacción. Por ejemplo, ¿experimentas una tensión en el cuerpo que no estaba antes de empezar la conversación? En ese momento ¿qué sientes emocional, física, cognitiva y perceptualmente? A menudo las reacciones interiores innatas e inmediatas nos dicen mucho sobre lo que les sucede a los demás.

La escucha activa es una habilidad y, por lo tanto, requiere un poco de práctica (tal vez tu ser querido y tú queráis practicar juntos). De todos modos, ¡te reto a que lo pruebes y veas cómo cambia el resultado de tus interacciones sociales!

Reaprender el AMOR

No sé por qué, ¡pero este capítulo está lleno de mnemotecnias! Me gusta usar estas técnicas fáciles de recordar, porque cuando estamos muy ocupados, es más difícil acordarse de cómo mostrar

afecto a quienes más queremos. Esta es la forma de recordarme a
mí misma los fundamentos del amor:

A de apertura. Las relaciones prosperan con una comunicación
sincera y abierta, pero a veces no está claro cómo hacerlo. Piensa
en los momentos en que tu relación se ha profundizado: ¿fue
cuando ambos estabais poniendo vuestra mejor cara o cuando
la mascara se deslizo y revelo algo tierno en vuestro interior?
Se trata de apoyarse en sentimientos de vulnerabilidad, lo que
permitirá que tus conexiones más íntimas se vuelvan aún más
fuertes.

M de «uno mismo». Es decir, permitir que tu ser querido sea
él mismo. El amor verdadero (no el de Hollywood) proviene
de una aceptación profunda. Las personas cambian, crecen y
se transforman ante nuestros ojos. Las podemos apoyar, pero
no debemos tratar de cambiar a quienes amamos. No estoy
diciendo que haya que tolerar o aceptar situaciones de abuso
o Macro o Micro Ts. En vez de eso, si alguien ha traspasado
una de nuestras líneas rojas o límites en la vida, incluso alguien a quien amamos profundamente, dado que no podemos imponerle un cambio, en este caso, la autoprotección es
imperativa y quizá debas alejarte de la relación. Recuerda: no
puedes cambiar a otra persona. En las relaciones saludables,
permitir que nuestros seres queridos sean ellos mismos en el
contexto de un espacio seguro y de confianza es el pináculo
del amor humano.[62]

O de oír. Recuerda que debes practicar la «escucha atenta», tal
y como hemos visto en el apartado anterior.

R de respeto. Cuando reconocemos y respetamos los valores
de los demás, los vínculos también se fortalecen. No significa

que debas estar de acuerdo en todos los temas con tus amigos y seres queridos, pero tener algunos valores compartidos te ayuda respetar el no estar de acuerdo en cuestiones más superficiales.

Aprender estas habilidades amorosas fue un verdadero punto de inflexión para Olivia y su amiga. Aunque no puedo afirmar que su amistad se arreglase de forma mágica de la noche a la mañana, en especial porque estaban en caminos bastante diferentes, ahora había una esperanza de reparación. Reconocer que atravesaban diferentes etapas de la vida en ese momento le permitió a Olivia relajar la tensión que acumulaba por esta relación y concentrarse en lo que podía hacer para mejorar la calidad de todos sus vínculos amorosos.

Para terminar con el tema del amor...
Piensa en todas las personas que te han amado tal como eres... Reflexiónalo durante unos minutos.

Escribe tu diario.
Consejos de la doctora Meg sobre el amor

1. Anota tres cualidades que tienes en las relaciones y cómo demuestras cada una de ellas a tus seres queridos.
2. ¿Cuáles son las cosas más importantes que has aprendido de las relaciones? Reflexiona sobre los diferentes tipos de amor y explora cada uno.
3. ¿De qué manera sacas fuerza de tus seres queridos?

MENSAJE FINAL DEL MICRO T DEL CAPÍTULO 8

Trabajamos el Micro T-ema del Amor de forma muy ligera porque es amplísimo y siempre tiene mucho que ver con los traumas (todo es cuestión de amor). Ser consciente de los Micro Ts que implican cualquier forma de amor, además del romántico (*eros*), te ayudará a transitar por las dificultades que surjan con otros vínculos, como las amistades. Si bien los estilos de apego temprano son importantes, no son inamovibles y podemos crear lazos futuros satisfactorios de la manera que elijamos, una vez que desarrollemos un sentido de la aceptación y actuemos.

9

Dormir, tal vez soñar

En este capítulo exploraremos:

- Los fundamentos de la fisiología del sueño.
- La procrastinación del sueño por venganza.
- La teoría del etiquetado y las personas altamente sensibles.
- Cómo hacer descansar el reloj biológico mediante la restricción del sueño.
- Reprogramar el cerebro para una buena calidad y cantidad de sueño.

¿Tienes dificultades para dormir? Los problemas para conciliar el sueño son otro Micro T-ema que veo con frecuencia. Como con muchos otros, cuando la gente acude a mí ya ha probado cientos de remedios, pociones, tinturas y todo tipo de productos y cambios de hábitos. Pero si le preguntas a alguien que duerme bien qué hace para conciliar el sueño, la respuesta suele ser «nada», lo cual es tan exasperante como convincente. El mercado mundial del sueño mueve cientos de miles de millones y es un sector en rápido crecimiento, en pocas palabras: es un gran negocio. Pero la lógica nos dice que si alguno de esos productos funcionara de verdad, no habría una competencia tan feroz por nuestro sufrimiento nocturno. Bueno, los Micro Ts pueden guiarnos a algunas respuestas.

Empecemos por conocer la historia de Harper:

Sé que soy demasiado sensible, por eso no puedo dormir. Toda la vida me han dicho que soy demasiado sensible. Mi padre me llamaba «la princesa del guisante» por el cuento de hadas en el que la princesa siente el diminuto guisante bajo 20 colchones. Lo decía con cariño, casi como un cumplido, como si fuera la prueba de que yo era diferente, tal vez especial…, pero en la actualidad, la sensibilidad me está arruinando la vida por completo.

Mi madre dice que siempre fui así, no solo para dormir, sino para todo. En primaria recuerdo que me molestaba que mis amigos pelearan, no conmigo (eso ni pasaba), sino entre ellos. No me interesaban los gritos en el patio de recreo o los niños que se dan empujones. En definitiva, era más feliz durante los tiempos de lectura tranquila.

Entonces, el sueño no era un gran problema. Todo empezó después de una operación. El dolor durante la recuperación me mantenía despierta toda la noche, así que me pasaba horas y horas en línea, sin ver Netflix ni nada por el estilo, sino investigando y escuchando cursos gratuitos. Pero mi patrón de sueño terminó fuera de control y sé que el cansancio me hace ser aún más sensible a cosas que ni siquiera molestan a otras personas. Así que investigué cómo solucionarlo y de verdad lo intenté. Pero nada parece ayudarme.

Estoy desesperada. Necesito dormir porque siento que estoy perdiendo la cabeza. ¿Puedes ayudarme a ser menos sensible?

Harper ya sabía mucho muchísimo sobre el sueño. Si alguna vez has tenido problemas para caer en los brazos de Morfeo, seguro que también estás en el mismo caso. Dormir de manera muy deficiente puede crear estados delirantes, por eso se usó como método de tortura y por eso la gente se pasa horas en línea investigando todo lo posible sobre el sueño... hasta que se vuelve una obsesión. Pero no diría que esas búsquedas cumplen la etapa de toma de conciencia de la estrategia CAA, ya que con frecuencia la preocupación es justo uno de los factores que alimentan la disfunción del sueño.

¿POR QUÉ ESTAMOS TAN OBSESIONADOS CON EL SUEÑO?

El sueño es un estado natural de descanso y restauración tanto para el cuerpo como para la mente, pero durante mucho tiempo fue un misterio. Hay innumerables fábulas, cuentos de hadas y folclore que muestran lo fascinados que hemos estado como especie con el sueño desde los albores de la humanidad. La historia de Harper incluía una de esas historias infantiles sobre la gran búsqueda de un príncipe de su princesa: solo sabría que había elegido correctamente si la dama en cuestión pasaba la noche en duermevela, sin pegar ojo prácticamente. Aunque eso no es nada romántico en la actualidad (ya que lo más probable es que la princesa hubiera estado de un humor terrible a la mañana siguiente), es interesante que el sueño ligero se considere algo superior. En esta historia, dormir mal era la medida misma de la realeza, pero cualquiera que haya tenido problemas crónicos de sueño quizá encuentre esa asociación bastante aberrante. Y cualquiera con sueño ligero dará fe de que no es ninguna bendición. Sin embargo, a lo largo de los siglos se ha representado el sueño ligero, en particular, conectado con las mujeres, en el arte, la cultura narrativa y otras manifestaciones sociales. Como vemos, siempre hemos estado algo obsesionados con el sueño, solo que ahora podemos rastrear cada contracción y temblor que se produce mientras dormimos.

¿Qué es el insomnio?

En promedio, el 10 % de las personas duermen lo bastante mal como para ser diagnosticadas con insomnio. Un tercio de la población experimenta problemas para dormir que le causan dificultades durante el día,[63] como falta de concentración, olvidos, irritabilidad, bajo umbral para el estrés, somnolencia diurna y cansancio. Sin embargo, para diagnosticar insomnio se necesitan tres indicadores:

- Problemas para iniciar el sueño
- Problemas para mantener el sueño
- Despertarse temprano y no poder volver a dormir

En general, para un diagnóstico de insomnio, uno o todos los indicadores deben ocurrir tres días a la semana durante al menos tres meses. Además, esta alteración del sueño debe afectar a tu capacidad para funcionar durante el día hasta el punto en que no puedas llevar a cabo tus deberes, roles y responsabilidades habituales. En pocas palabras, para que te diagnostiquen insomnio el problema tiene que estar complicándote la vida.

PASO 1 DE LA ESTRATEGIA CAA: CONCIENCIA

Para empezar el viaje de Harper con su Micro T-ema del sueño deficiente, quise explorar sus creencias en torno a esta necesidad fisiológica. Por lo tanto, comenzamos la fase de toma de conciencia con lo básico:

El ABC del sueño

Por lo general, al dormir no somos conscientes del mundo que nos rodea, pero nuestro cuerpo y cerebro están ocupados de forma increíble (incluso aunque no seamos conscientes de esos procesos). En los campos de la fisiología y la psicología del sueño, se han estudiado y documentado numerosos cambios en los niveles de actividad del cerebro, músculos y otros sistemas corporales mientras dormimos. Sabemos que dentro del cerebro se organizan nuevos recuerdos y hay una especie de poda para limpiar los restos mentales del día.

Dormir bien tiene innumerables beneficios: la salud mental y física dependen del sueño para funcionar. Los estudios muestran que el sueño deficiente constante se asocia con deterioro cognitivo, problemas cardiovasculares, ansiedad, depresión, dolor crónico y demás, en casi todas las dolencias para las que se ha realizado un estudio del sueño. Esto se debe a que dormir, como comer, es necesario para la supervivencia, por eso si no lo hacemos cualquier trastorno o enfermedad subyacente empeoran. Por otro lado, la hipersomnia también es un problema, ya que dormir demasiado es malo para la salud. Las cosas vuelven a ser como en el cuento de *Ricitos de oro y los tres osos*: no todo el mundo necesita dormir igual. Algunas personas dicen que están listas para empezar el día con cinco o seis horas de sueño, mientras

que otras juran que necesitan diez para funcionar correctamente. Para la mayoría de la gente, la cantidad de sueño que necesita
depende de la edad: el adulto promedio requiere entre siete y
nueve horas y los adultos mayores entre siete y ocho.[64]

Pero no todo es cuestión de cantidad, la calidad también es
importante. El sueño interrumpido con frecuencia da lugar a altos niveles de cansancio diurno perjudicial, aunque se haya estado ocho o nueve horas en la cama. De hecho, mucha gente no
sabe que padece trastornos o síndromes que la despiertan durante toda la noche hasta que acude al médico, solo se siente cansada
todo el tiempo, algo así como la fatiga crónica, pero más leve. Las
personas con estos problemas también pueden aumentar de peso
(ya que el sueño deficiente conduce a un consumo adicional de
calorías) o sentir que deben hacer un sobreesfuerzo a diario.

Lo anterior se debe a que el sueño no es un proceso único,
sino una serie de fases que funcionan en ciclos. Por lo general,
pasamos por cuatro o cinco ciclos completos por noche, con
cantidades variables de cada fase de sueño en cada ciclo (observa
la gráfica que viene más adelante). Como decimos tantas veces
en este libro, dormimos así por razones evolutivas. No estamos
hechos para dormir profundamente durante ocho horas seguidas
porque habríamos sido supervulnerables a los depredadores. Lo
que hemos hecho ha sido evolucionar para tener periodos de
sueño más ligero, incluso de vigilia, por si acaso hubiera alguna
amenaza en el entorno. De la misma manera que la respuesta al
estrés no se ha puesto al corriente con el mundo actual, nuestro
sueño sigue siendo muy similar fisiológicamente al de los primeros humanos. Por lo tanto, surgen algunos problemas porque
nos hemos convencido de que no deberíamos despertarnos durante la noche, y cuando lo hacemos o tenemos periodos de vigilia,

la mente empieza con preocupaciones y cavilaciones que nos impiden volver a dormir.

Justo eso fue lo que le ocurrió a Harper. Cuando hablamos de los tipos de pensamientos que tenía durante esos periodos de vigilia, dijo que a menudo eran sobre el sueño: que era demasiado sensible, lo mal que se iba a sentir al día siguiente, que no podría hacer X, Y o Z y así... hasta las primeras horas de la mañana, cuando le vencía el sueño por agotamiento. Luego, cuando parecía que apenas habían pasado unos segundos, la alarma de Harper sonaba y la situación que tanto temía se hacía realidad.

FASES Y CICLOS DEL SUEÑO DURANTE UNA NOCHE

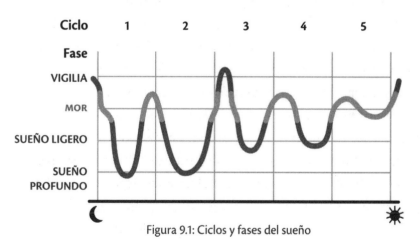

Figura 9.1: Ciclos y fases del sueño

La procrastinación del sueño por venganza

«Solo veré un episodio más de esta serie tan emocionante...» o «solo seguiré en las redes sociales unos minutos más...». Sea cual sea el método de retraso, si pospones la hora de acostarte, es muy probable que sea un caso de procrastinación del sueño por venganza. En resumen, hacemos esto (muy común estos días) para «vengarnos» de nuestro yo diurno por ignorar algunas de nuestras necesidades básicas. La vida es agitada y no paramos desde que despertamos hasta que nos quedamos dormidos, con poco espacio o consideración para los momentos de sorpresa, de alegría, incluso de soñar despiertos. Entonces, al final de un largo día, el ser interior rebelde que hay en todos nosotros se pone firme y exige algo de tiempo para «sí» mismo, aunque sepamos que eso tendrá un efecto al día siguiente en términos de cansancio, mal humor y una sensación general de «estoy harto». La procrastinación del sueño por venganza es más común en adultos jóvenes y mujeres[65] y es una respuesta al estrés diurno y la falta de tiempo libre en nuestras horas de vigilia. Sin embargo, las investigaciones demuestran que sí tenemos tiempo libre durante el día,[66] solo que ya no es tan largo como en las generaciones anteriores. Ahora tenemos «confeti de tiempo libre» salpicado a lo largo del día.[67] El problema surge porque tendemos a llenar esos momentos con trabajo, gestiones o cualquier otra cantidad de tareas sin alegría. Por lo tanto, en lugar de pasarlo mal por acostarte demasiado tarde, usa el confeti de tiempo durante el día para hacer cualquier cosa que te provoque una sonrisa: jugar con el perro, practicar una técnica breve de atención plena, sentarte en la naturaleza... Con eso satisfarás al rebelde interior.

Profecías de sueño autocumplidas

Atrás quedaron los días (bueno, ¡eso espero!) de la firme creencia en que los sueños ofrecen una visión precognitiva del futuro, pero veo que muchas personas predicen su maldición del sueño. Y aquí entran en juego los Micro Ts. Si recordamos, Harper había contado que siempre había sido «sensible», o mejor dicho, desde muy joven le habían señalado que era «sensible». He aquí cómo me explicó la manera en que su sensibilidad percibida le afectaba al sueño y estaba consumiendo su vida:

> Ya no tomo cafeína, en absoluto. Empecé recortándola, luego dejé de beber café después del mediodía, pero ahora ni siquiera tomo té. Compré persianas opacas, antifaces, tapones para los oídos de los que se moldean para encajar a la perfección. Tengo reproductores de ruido blanco y sonido natural, descargué todas las aplicaciones y rastreadores de sueño que existen y tengo una biblioteca completa de audiolibros con cuentos para adultos... Todo para intentar dormir. Probé melatonina, valeriana, todas las raíces y tinturas que encontré. Nada de eso ayuda... nada. No como por la noche y eliminé por completo los alimentos picantes. Compré todos los suplementos relacionados con el sueño, incluido el aceite de CBD, y tengo un baño completo lleno de sales de Epsom y gotas de lavanda. Una vez el médico me recetó pastillas para dormir para una semana, lo que ayudó, pero estaba tan somnolienta durante el día que no podía hacer nada de todos modos y tenía una resaca terrible. Creo que me volvería adicta y no quiero una adicción a las pastillas para dormir.

Las cavilaciones y preocupaciones sobre el problema con el sueño marcaban cada aspecto de los días de Harper. Desarrolló rutinas bastante estrictas en torno a la hora de dormir y cualquier desviación de esos rituales la conducía a un estado de estrés tal que los viajes, las vacaciones, incluso quedarse con su familia eran recuerdos lejanos del pasado...

Por eso, la siguiente parte de su viaje conmigo fue una sorpresa para ella. Le pregunté:

¿Y si tu sensibilidad en realidad fuera tu superpoder?

PASO 2 DE LA ESTRATEGIA CAA: ACEPTACIÓN

Para pasar de la toma de conciencia a la aceptación, no fue suficiente con cuestionar el conocimiento de Harper sobre el sueño y su fisiología (porque el sueño era un síntoma de su Micro T, no el Micro T en sí). Como todos los Micro T-emas, las dificultades para dormir empezaron con una gotita y luego se convirtieron en un problema que paralizó la vida de Harper. ¿Por qué? Porque los Micro Ts crecen como una bola de nieve, pero con frecuencia solo sentimos sus signos, síntomas y señales después de que pase algo en nuestra vida que perturba el delicado equilibrio del castillo de naipes. Para Harper fue la operación, pero las raíces del Micro T se remontaban a *La princesa y el guisante*: Harper había sido etiquetada como «demasiado sensible» para este mundo terrenal.

En nuestro trabajo, Harper reveló que había escuchado la frase «eres demasiado sensible» más veces de las que podía contar, tanto que la había internalizado hasta la médula. A menudo la sentía como una acusación, un fracaso personal e inevitable. Por lo tanto, cuando lo reformulé como un superpoder, me miró con unos ojos profundos, fatigados y llenos de lágrimas: el camino hacia la aceptación comenzó a materializarse para ella.

Enfoque en el Micro T: Teoría del etiquetado

La teoría del etiquetado se usa en sociología y criminología para los informes sobre actos delictivos y comportamientos de delincuentes, pero también tiene un lugar en la atención de la salud mental y psicológica. En resumen, esta teoría explica cómo se desarrolla un tipo particular de conducta a partir de juicios externos en forma de etiquetas, que luego dan forma a las acciones de una persona. En otras palabras, si le dices a un niño que es malo, travieso o que no es lo bastante bueno, lo más probable es que le haga honor a su etiqueta y te muestre lo travieso que es. Lo mismo se aplica a un rasgo como la sensibilidad cuando se trata de dormir: aunque algunas personas sean más sensibles que otras, si destacas lo ligero que alguien duerme, probablemente se volverá hipervigilante ante cualquier ruido leve, movimiento u otros factores ambientales y, por lo tanto, no podrá dormir. Eso es más fuerte cuando la etiqueta tiene alguna ventaja social para la persona. Por ejemplo, un niño pequeño que quiere la atención de sus cuidadores, al incorporar dicha etiqueta, podrá pasar más tiempo con ellos a la hora de acostarse. Además, las etiquetas se refuerzan si se ignora o prohíbe cualquier desviación de esta categorización. Por último, cuando la etiqueta se otorga de forma pública, es demasiado arriesgado para alguien actuar en su contra, ya que podría causar dolor emocional (en forma de vergüenza) a los seres queridos, por ejemplo los padres, sobre todo cuando estamos formando nuestro sentido de la identidad.[68] Por lo tanto, una etiqueta puede convertir a un buen niño en un delincuente de forma rápida y fácil, pero también funciona al revés y podemos resolver un comportamiento difícil usando la teoría del etiquetado de manera positiva.

Las personas altamente sensibles

En la década de 1990, una suave ola se acumulaba en las lejanías de los mares de la academia. La doctora Elaine Aron, psicóloga e investigadora estadounidense, realizó estudios que reflejaban su propia experiencia. Había encontrado que ciertas áreas de la vida le suponían todo un reto. Durante una sesión de psicoterapia, su terapeuta señaló que era una «persona altamente sensible»,[69] no de manera despectiva, sino como una observación. Ese momento increíblemente significativo llevó a la doctora Aron a recopilar datos y luego a diseñar una escala para comprobar si había otras personas que tenían el mismo rasgo. A lo largo de su carrera, la doctora Aron estimó que del 15 al 20 % de la población es altamente sensible.[70] Los aspectos de este rasgo incluyen:

- Te afecta el estado de ánimo de otras personas y el ambiente en un contexto social.
- Eres sensible al ruido, la luz, texturas ásperas, olores fuertes, dolor, hambre y estimulantes (por ejemplo, cafeína) y, por consiguiente, te esfuerzas por controlar dichos estímulos.
- Sientes nervios o ansiedad cuando las expectativas son altas, supervisan tu desempeño o te cambian los planes con poco tiempo de anticipación.
- Presentas alto niveles de escrupulosidad, un fuerte deseo de evitar cometer errores y patrones de rumiación si cometes un error evidente.
- Tienes mayor conciencia de los detalles del entorno y eres capaz de apreciar las sutilezas y la belleza del mundo exterior.
- Disfrutas de un mundo interior rico e intrincado, así como del arte, la música y otras áreas creativas.

Hoy en día este concepto se conoce mucho mejor, y aunque la doctora Aron conceptualizó la alta sensibilidad como un rasgo de personalidad neutral, el término «sensible» se usa con frecuencia como un tipo de insulto o microagresión para minimizar a la gente. Si observamos las definiciones de esa palabra, significa sentirse ofendido o molesto con facilidad, pero también se refiere a la rapidez de detección o respuesta a cambios, señales o influencias leves (y en un sentido evolutivo eso sería ventajoso). Sin duda, la capacidad de notar diferencias sutiles en el entorno puede proteger no solo a un individuo, sino también al grupo entero, por lo que sería seguramente una característica valorada entre los primeros humanos. Pero hoy, en un mundo ruidoso, rutilante y en constante cambio, este rasgo parece haberse invertido y convertido en una debilidad, aunque yo no creo que lo sea.

En este punto, Harper y yo realizamos un ejercicio en una hoja de papel pegada en la pared de mi consultorio: hicimos una lluvia de ideas sobre diferentes superhéroes y superpoderes. Se veía más o menos así:

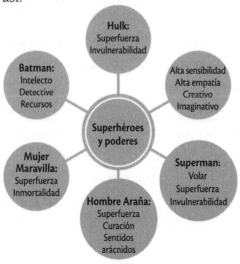

Figura 9.2: Mapa mental de fortalezas

235

Cuando dimos un paso atrás, fue evidente que muchos de nuestros superhéroes favoritos tenían fortalezas muy particulares que los hacían extraordinarios. Después trabajamos un poco más en el ejercicio de reformulación para ayudar con la fase de aceptación, enumerando los atributos positivos que tenía Harper. Muchos encajaban en la descripción de alta sensibilidad de la doctora Aron: su capacidad para percibir los sentimientos de los demás (lo que la había convertido en una maravillosa amiga y confidente); la habilidad para sumergirse en la música hasta el punto de que la vivía como una experiencia extracorpórea, y gran afinidad con los animales. Luego volvimos al mapa mental de superhéroes y exploramos si los personajes usaban sus capacidades excepcionales en todas las situaciones o si debían administrar las habilidades de alguna manera. Creo que ya sabes la respuesta y está respaldada por observaciones de distintas culturas y sociedades. En muchas partes del mundo se valora al individuo más tranquilo, reflexivo y, de hecho, más sensible. En realidad, solo en las sociedades occidentales se considera que ser descarado, ruidoso y demasiado extrovertido es una fortaleza que permite triunfar sobre los demás. Y aquí aparece de nuevo el efecto acumulativo de los Micro Ts: no es que ser sensible fuera «malo», sino que Harper estaba en un entorno que lo cuestionaba; por eso ella se había creado un sistema de creencias que le decía todo el tiempo que su rasgo era problemático.

Terapia de sueños

Como seres humanos, los sueños nos han fascinado a lo largo de la historia, pero ¿qué significan? (si es que significan algo). Aunque el área de análisis de sueños no está fundamentada en la ciencia, ahora hay muchos estudios que nos brindan algunas pistas sobre su propósito. Sigmund Freud, el padre del psicoanálisis, sugirió que los sueños son una forma en que la mente subconsciente nos revela la naturaleza de nuestros deseos más profundos. Otro psicoanalista notable, Carl Jung, contrarrestó este argumento al proponer que los sueños comunican los problemas de la vida de vigilia a la mente consciente a través de imágenes y temas universales, a los que se refirió como arquetipos. Por lo tanto, estas dos figuras trascendentales creían que los sueños sí tenían un propósito. Las investigaciones actuales sugieren que eso puede ser cierto cuando se trata de emociones y Micro Ts.

La mayoría de los estudios realizados en las últimas décadas del siglo XX descubrieron que gran parte de los sueños son negativos: alrededor de una cuarta parte de los informes de sueños recordados estaban asociados con sentimientos desagradables.[71] Se ha teorizado que es la forma en que el cerebro procesa las emociones que a la gente le resulta difícil expresar en la vigilia; en otras palabras, nuestra mente lucha contra los Micro Ts mientras dormimos. De hecho, la neurocientífica Rosalind Cartwright estudió el trauma del divorcio y descubrió que los sueños desagradables, incluso las pesadillas, permitían que las personas que habían desarrollado depresión después de una ruptura se recuperaran mejor de su trauma emocional.[72]

Así que la próxima vez que tengas un mal sueño intenta replantearlo: ¡en vez de una experiencia horrible tuviste un poco de terapia gratis! Eso podría darte energía para empezar el día con el pie derecho.

PASO 3 DE LA ESTRATEGIA CAA: ACCIÓN

No todas las personas con sueño deficiente o interrumpido son altamente sensibles. Al igual que ocurre con los Micro Ts, cada individuo tiene un conjunto particular de heridas grandes y pequeñas de la vida que lo lleva a una existencia menos vivida, pero, en mi opinión, hay una forma universal de gestionar el Micro T del Sueño. Se trata de desactivar y asociar, y en este agitado mundo de veinticuatro horas sin descanso... lo primero puede ser transformador. He aquí algunas maneras de pasar el día para hacer que el sueño vuelva a ser un proceso sin esfuerzo.

Estrategias para la hora de acostarse

Todo es cuestión de eficiencia: cómo usar la restricción del sueño para mejorar su calidad

Si en este momento tu sueño llegó a un punto en el que te sientes sin esperanzas y crees que nunca volverá al patrón natural, hay una técnica llamada «restricción del sueño» que puede restablecer tu reloj biológico. Es un método difícil, por lo que te aconsejo considerarlo solo cuando ya tengas un cronograma claro; así mejorarán tus posibilidades de cumplir los pasos siguientes. He usado esta técnica con personas que sufrían de los peores Micro Ts del Sueño y demostró que puede generar un gran cambio. Funciona así:

Fase 1

Para empezar, debes conocer tu eficiencia de sueño. Coloca lápiz y papel junto a la cama durante, al menos, una semana para averiguar:

- la cantidad de **tiempo que pasas en la cama** cada noche, ya sea despierto o dormido, promediado durante la semana,
- la cantidad estimada de **tiempo que has dormido**, aun con interrupciones.

No recomiendo usar aplicaciones o un rastreador de sueño porque tienden a aumentar una preocupación inadecuada. El método antiguo de lápiz y papel funciona bien.

Ahora un poco de matemáticas, ya que necesitamos usar la información anterior para calcular la puntuación de eficiencia del sueño. Es muy simple: solo tienes que dividir la cantidad promedio de tiempo que duermes entre la cantidad de tiempo que pasas en la cama. Luego multiplícalo por 100 para obtener una puntuación de eficiencia del sueño como esta:

(TIEMPO TOTAL DURMIENDO ÷ TIEMPO TOTAL EN LA CAMA) × 100 = EFICIENCIA DEL SUEÑO

Este fue el ejemplo de Harper:

(5,5 HORAS DE SUEÑO ÷ 10 HORAS EN LA CAMA) × 100 = 55 % DE EFICIENCIA DEL SUEÑO

Nadie tiene el 100 %. Una buena eficiencia del sueño ronda entre el 80 y el 85 % (para quienes no tienen enfermedades o trastornos de salud). Como se ve, Harper tenía problemas significativos durante el día debido a la falta de sueño.

Fase 2

Ahora que sabes dónde te encuentras respecto a la eficiencia del sueño, pasa a la fase de restricción del sueño.

Tu **ventana de sueño** es la cantidad de tiempo que duermes en promedio, no el que pasas en la cama. A partir de ahora, será el tiempo total que puedes permanecer en la cama mientras llevas a cabo la técnica. Para Harper fueron 5,5 horas.

A continuación, establece tu **hora límite**: el momento en que te acuestas para empezar la ventana de sueño. Harper se acostaba bastante temprano y pasaba mucho tiempo en la cama preocupándose por no poder dormir; así que acordamos que su hora límite fuera a la medianoche.

Por último, combina la hora límite con la ventana de sueño para obtener una **hora de despegue**, que es el momento en que debes levantarte de la cama, incluso aunque sigas cansado. En el caso de Harper, eran las 5.30 de la mañana, ¡lo cual sonaba bastante duro! Pero la clave era mejorar la eficiencia del sueño y revertir algunos patrones dañinos que había desarrollado.

HORA	
22.00	**LÍMITE DE TIEMPO**
23.00	12 de la noche – Hora de acostarse
0.00	
1.00	
2.00	**VENTANA DE SUEÑO**
3.00	5,5 horas permitidas en la cama (Tiempo promedio de sueño)
4.00	
5.00	

6.00	**HORA DE DESPEGUE**
7.00	5.00 – ¡Despierta! Hora de salir de la cama
8.00	

El objetivo es usar este horario durante una semana para darle a tu cuerpo y tu mente un fuerte impulso de sueño. Pero durante esa semana, apégate a las siguientes reglas de restricción del sueño, incluso aunque te sientas cansado:

- Acuéstate solo cuando haya llegado la **hora límite**.
- Quédate en la cama solo la cantidad de tiempo de la **ventana de sueño**.
- Levántate a la **hora de despegue**, incluso aunque aún estés cansado o tengas sueño.
- No duermas siestas.

Fase 3

Aquí empezarás a aumentar tu tiempo de sueño, pero primero debes volver a calcular la eficiencia de sueño y ajustar la ventana de sueño según la siguiente guía:

- Si ahora tu eficiencia de sueño está por encima del 85 %, agrega 15 minutos adicionales a la ventana de sueño. Para Harper, significó que su nueva ventana de sueño era de cinco horas y cuarenta y cinco minutos.
- Si te sale una eficiencia de sueño entre el 80 y el 85 %, mantén la misma ventana de sueño durante otra semana.
- Si la eficiencia de sueño es inferior al 80 %, disminuye la ventana de sueño otros 15 minutos.

Como ves, es un proceso gradual y, por lo tanto, requiere paciencia. Si crees que ya lo has intentado todo, pruébalo: es un método muy potente para dejar atrás los problemas con el sueño.

Acciones prácticas para desactivar el cuerpo y la mente fisiológicamente

Los siguientes consejos casi siempre se incluyen en las normas de «higiene del sueño» (es decir, tener una buena práctica do sueño: ¡dormir como bebé!). Estas reglas generales ayudan a reducir la activación fisiológica del cuerpo y la mente para que puedas quedarte dormido a la hora de acostarte. Los primeros humanos no necesitaban todas estas pautas, pero ahora que vivimos en un mundo tecnológico (donde, por ejemplo, la comida está muy procesada) es útil tener en cuenta todos los estimulantes a los que nos exponemos a diario y reducirlos cuando sea necesario. Pero ten en cuenta que estas pautas deben ser flexibles para adaptarse a la vida, los viajes y la familia. Si empiezas a sentirte ansioso con cualquiera de ellos, vale la pena analizar tus patrones de pensamiento (consulta el capítulo 4).

La vieja idea de dejar el dormitorio para dormir y tener sexo todavía sirve, así que deshazte de las pantallas, incluidos los móviles y las tabletas. Ya te he oído lloriquear: «¡Es que uso mi teléfono como despertador!». Bueno, me voy a poner un poco dura... Sí, te estoy llamando la atención. A ver, es muy fácil y barato comprar un reloj despertador tradicional o un simulador de amanecer para que te despiertes sin sobresaltos. La resistencia a dejar el móvil fuera de la habitación tiene mucho más que ver con la procrastinación del sueño por venganza y los Micro Ts. Así que, si te resulta difícil olvidarte de los mensajes, correos electrónicos o redes sociales por la noche, trabaja en esos temas subyacentes.

La cafeína, el chocolate y algunos tipos de alimentos (condimentados, aromáticos y picantes) son estimulantes, así que reemplázalos con alimentos y bebidas más desactivadores a partir de media tarde. La cafeína tiene una vida media de cinco a seis horas, en función de tu capacidad genética para metabolizarla, por lo que si tomas una bebida con cafeína por la tarde para animarte durante el temido bajón de media tarde, es equivalente a tomar una pequeña taza de café justo cuando te vas a la cama.[73]

Las comidas pesadas y llenas de calorías (pan, pasta y otros alimentos ricos en almidón) al principio te hacen sentir somnoliento porque el sistema digestivo debe procesar todo, pero como esos alimentos son pesados, nuestro estómago necesita trabajar más para digerirlos, lo que puede activar el cuerpo y despertarnos. Claro, una que otra cena con los amigos no hace daño. Recuerda que estas sugerencias son para darte una base firme que sustentará un sueño reparador y de buena calidad. Y todo con el fin de que el sueño ya no sea un campo de batalla para el cuerpo y la mente.

Es un error común pensar que una copa de alcohol ayuda a dormir. De hecho, aunque una copa pueda relajarnos, el alcohol interrumpe el sueño a medida que el cuerpo lo metaboliza. La regla general es que cada medida de alcohol consumida (incluso durante el día) equivale a una hora de sueño perdido. Como las medidas de bebida aumentan de forma constante y la potencia del vino, la cerveza y las sidras también han aumentado, puede ser difícil saber con exactitud cuánto estamos bebiendo. Por ejemplo, en la actualidad una copa grande de vino equivale a un tercio de botella, entonces, si tomas tres copas grandes de vino durante el día, ¡te has bebido una botella entera! Esto es alrededor de nueve o diez unidades de alcohol, lo cual significa que es poco probable que tengas un sueño de buena calidad por la noche.

Muchos medicamentos recetados y de venta libre interfieren con el sueño. Medicamentos de uso común como los betabloqueantes, los corticosteroides y los antidepresivos ISRS alteran nuestra fisiología, por eso interrumpen el sueño. Por ejemplo, los corticosteroides imitan los efectos de las hormonas que el cuerpo produce de forma natural en las glándulas suprarrenales (parte del sistema nervioso) y activan el cuerpo y la mente. Si necesitas tomar medicamentos, consulta a tu médico para ver si puedes usarlos más temprano en el día y así dar tiempo al cuerpo para que se desactive.

En general, la temperatura óptima del dormitorio sería de unos 18 °C. Esto significa que una habitación demasiado caliente o fría dificulta el sueño porque el cuerpo debe trabajar más para refrescarse o calentarse. De forma natural, el cuerpo empieza a enfriarse por las noches para estimular el sueño y podemos usar un truco para inducir esa sensación. Al tomar un baño tibio antes de acostarte, tu temperatura subirá y luego bajará a medida que el cuerpo se enfríe, produciendo una sensación de somnolencia. Súbete en esa ola y úsala como parte de tu ritual de sueño (lo verás más adelante) para entrar de forma natural en un estado de adormecimiento.

Hemos evolucionado para mover el cuerpo todos los días. Entonces, si tu trabajo es de escritorio o sedentario (como la mayoría en el mundo moderno), integra algo de movimiento en tu horario. De lo contrario, el cuerpo no tendrá la oportunidad de quemar físicamente parte de su energía. Pero evita ejercicios extenuantes tres o cuatro horas antes de acostarte, ya que esos reactivan el cuerpo.

Desactivar pensamientos problemáticos a la hora de acostarse

Los pensamientos intrusivos sobre el sueño son difíciles a la hora de acostarse. Muchos también nos dedicamos a reproducir acontecimientos del día en la mente; a veces ni siquiera son del día, sino cosas que pasaron hace semanas, meses y hasta años. Estas percepciones mentales y proyecciones de un *faux pas* o paso en falso, un error o un desliz activan la respuesta innata al estrés en forma de rumiación y preocupación por volver a cometer el mismo error. Quizá te pongas a recordar que hace diez años olvidaste el nombre de alguien en una boda y sentiste que la sangre te subía a la cara y te temblaban las manos mientras la gente te miraba compasivamente en el círculo de conversación. Muchas veces la mente reproduce interminables historias de errores en cuanto nos metemos bajo las sábanas; por lo general sucede de inmediato y la gente afirma que se siente impotente para detener estas narrativas interiores. Las investigaciones muestran que los patrones de pensamientos inútiles son la némesis del sueño[74] **porque el sueño nunca anulará la respuesta al estrés.**[75] Nuestro deseo de sobrevivir frente a las amenazas (reales o percibidas) es demasiado fuerte. Pero existe una técnica sencilla para desactivar esos pensamientos, es una de mis favoritas para la hora de dormir y durante la noche.

Di en tu cabeza la palabra «el» cada dos segundos. «El» no tiene una connotación emocional, por lo que no desencadenará la respuesta al estrés, pero el acto de concentrarte para repetir la palabra mantendrá la mente enfocada lo suficiente como para evitar que caiga en una madriguera de errores pasados y futuros que te quiten el sueño.

Usa el poder de las asociaciones y programa tu rutina para dormir
En el capítulo 4 vimos cómo las asociaciones nos afectan de forma negativa, activando la respuesta al estrés y comportamientos de tipo evitativo a través de Micro Ts. ¡Pero podemos aprovechar el poder de las asociaciones y usarlas para bien, no para mal!

Por instinto, sabemos que los niños necesitan una rutina de relajación para desactivarse, pero de alguna manera lo olvidamos cuando somos adultos. En realidad, todos somos niños grandes que deambulan por la vida, así que aprendamos algunas lecciones de la rutina de acostarse de un niño como una forma de hacer asociaciones entre ciertas actividades y la hora de dormir. Al establecer una serie de señales, desactivaremos la mente de manera suave. Aunque a muchos nos encantaría que nuestro cerebro funcionara como un interruptor de luz con un botón de encendido y apagado…, bueno, no estamos programados así. Pero podemos programar una rutina a la hora de acostarnos para, de forma gradual, apagar ese ordenador que nos zumba en la cabeza.

Rutina para dormir

Entre 60 y 90 minutos antes de la hora de acostarte, empieza tu rutina apagando la televisión, tabletas, ordenadores y cualquier otra actividad estimulante.

En vez de eso, elige una actividad relajante como leer, escuchar música tranquila, poner una meditación grabada, pintar, colorear o hacer algún trabajo artístico sencillo.

Quizá quieras probar el truco del baño para refrescarte. ¿Por qué no hacerte un minispá con velas aromáticas, sales, esencias, etcétera?

Los ejercicios suaves de estiramiento y respiración también son buenos para la rutina de relajación.

Descarga la mente escribiendo una «lista de tareas para mañana». De esta manera, si tienes una fase de vigilia durante la noche, tu mente no se apresurará a recordarte los pendientes del día siguiente.

La escritura en general es beneficiosa. Por ejemplo, escribir un diario como parte de la rutina para dormir es una forma de liberar la activación del día.

Experimenta y descubre lo que te funciona; recuerda que toma tiempo desarrollar diferentes asociaciones y reconfigurar el cerebro con nuevas vías neuronales. Pero una vez que las asociaciones se fortalezcan descubrirás que solo con empezar la rutina para dormir ya te sentirás somnoliento.

Escribe tu diario.
Consejos de la doctora Meg para dormir bien

1. Tu palabra del día es… Explora por qué elegiste esa palabra.
2. Escribe lo que te gustaría dejar aquí en este día.
3. Ahora escribe lo que te gustaría llevar contigo mañana.
4. Designa una «palabra del día» para mañana. Piensa en lo que significa para ti.

MENSAJE FINAL DEL MICRO T DEL CAPÍTULO 9

Hay una epidemia de problemas de sueño en todo el mundo. Como necesitamos dormir para recuperarnos y funcionar todos los días, es fundamental para el bienestar físico y psicológico que lleguemos al fondo del Micro T que contribuye o genera este tema. Si bien las personas altamente sensibles pueden estar muy sintonizadas con su entorno y, por lo tanto, despertarse con más facilidad, además de ser propensas a pensamientos intrusivos a la hora de acostarse, la alteración del sueño no es exclusiva de la alta sensibilidad. Conocer los impulsores del sueño deficiente, aceptar tu singularidad y tomar medidas estratégicas para restablecer tu reloj biológico te ayudará a dormir bien por la noche.

10

Transiciones, transiciones, transiciones

En este capítulo exploraremos:

- Las etapas de la vida y el reloj social.
- El daño moral.
- Moverse por las transiciones dentro del espacio liminar.
- La menopausia y la generación sándwich.
- Soltar y seguir adelante.

Cuando estudiaba psicología, había un enfoque enorme en el desarrollo infantil, pero no tanto en el desarrollo a lo largo de la vida. La psicología del desarrollo tendía a usar teorías de etapas, en las que los niños progresan de forma secuencial a través de fases establecidas dentro de grupos de edad definidos. Recuerdo que en aquel momento pensaba que eso no podía ser del todo exacto y que si un niño estaba fuera de esos rangos no significaba que hubiera algo malo con él o que tuviera «retraso», ya que, como humanos, variamos bastante. Ahora la mayoría de mis colegas estarían de acuerdo en que las teorías de etapas son más guías que hitos rígidos, aunque estamos tan acostumbrados a usar puntos de referencia de desarrollo que en realidad pueden crear una gran cantidad de ansiedad. Es comprensible que los padres se preocupen por los hitos, ¡pero algunos niños solo exhiben ciertas señales cuando les place! El problema es que esto va más allá de la infancia, y en la mayoría de las culzar ciertas marcas en momentos particulares de nuestra vida. Si no cruzamos esas líneas invisibles, la sensación de «perder el rumbo» puede ser una forma de Micro T, ya que miramos a los demás y creemos que de alguna manera lo tienen todo resuelto. En este punto, me gustaría presentarles a Freya, una joven encantadora que acudió a mí cuando estaba a punto de cumplir treinta años:

Sé que es una tontería, pero la idea de cumplir los treinta me parece aterradora. Siento que no he hecho nada y ni siquiera sé qué debería estar haciendo... ni con el trabajo... ni con mi relación y otras cosas por el estilo... No creo que vaya a poder comprar nunca una casa, y, sin un hogar estable, ¿cómo siquiera pensar en tener bebés? Todo, absolutamente todo, parece estar fuera de mi alcance, y cuando trato de hablar con mi familia solo me engañan y dicen que todo saldrá bien, pero ¿cómo? Ni siquiera estoy segura de quién soy... o de quién se supone que debo ser. Es como si estuviera retrocediendo... Lo sabía al empezar a trabajar, o al menos pensé que lo sabía, y ahora simplemente no lo sé... No sé qué debería estar haciendo conmigo o con mi vida. ¿Qué debería hacer?

Por supuesto, no pude responderle, porque era ella quien tenía las soluciones. Solo necesitábamos apoyarnos en la estrategia
CAA para descubrirlas.

¿DE DÓNDE SALIERON LAS ETAPAS?

Yo diría que las teorías de etapas más famosas son las *Etapas
del desarrollo psicosocial del ser humano* de Erik Erikson y las *Estaciones de la vida de un hombre* de Daniel Levinson (consulta el
cuadro de las páginas 240-241).[76] Ambas teorías consideraban
que la edad adulta se desarrollaba a partir de los dieciocho años,
con un número de etapas de desarrollo definidas que incluían la
edad adulta temprana, la edad adulta media y la edad adulta tardía. Gran parte de nuestra comprensión sociológica y psicológica
de las personas se basa en ese tipo de teorías, pero vale la pena
considerar el contexto en el que se crearon. La teoría de Erikson
se publicó en 1950 y la de Levinson en 1978. Si pensamos por un
minuto en cómo era la vida en aquellas décadas, por ejemplo, la
forma en que se desarrollaban los roles de género, vemos por qué
debemos tomar esas etapas, hoy muy aceptadas, con pinzas. Incluso el título de la teoría de Levinson está bastante sesgado, una
«vida de un hombre», y refleja el hecho de que él y la mayoría de
los psicólogos, investigadores y científicos basaron sus conclusio-
nes en investigaciones realizadas casi siempre con participantes
que eran hombres cisgénero heterosexuales. De hecho, Levinson
realizó entrevistas con mujeres y encontró algunas diferencias,
como era de esperar. Pero como el objetivo de tales modelos era
identificar los temas comunes a lo largo de la vida adulta, en-
cerraron a las personas en cajas y excluyeron la complejidad

y variedad de la experiencia humana, así como la influencia del contexto en las personas.

Enfoque en el Micro T: Sesgo sexual en la investigación científica

Cuando Levinson publicó su teoría, con toda seguridad el título no levantó ni una ceja. Hasta hace poco, en la investigación científica y médica era normal la creencia de que el cuerpo de la mujer (y la mente, para el caso) era demasiado complejo como para estudiarlo. Ahora parece sorprendente, pero la gran mayoría de las investigaciones pioneras se basan en la biología masculina: en humanos, animales, e incluso células.[77,78] Sin duda, esto se extendió a la investigación psicológica y la formación de teorías, un problema del que somos conscientes desde la década de 1970,[79] aunque muchos modelos de transiciones y desarrollo de la vida adulta todavía se basan en gran medida en aquellas ideas, por lo que vale la pena que siempre tengamos este y otros sesgos demográficos en mente.

DESARROLLO PSICOSOCIAL DEL ADULTO			
PERIODO DE DESARROLLO	CONFLICTOS PSICOSOCIALES DE ERIKSON	PUNTOS DE TRANSICIÓN/ CRISIS DE LEVINSON	TENSIONES DEL RELOJ BIOLÓGICO Y SOCIAL
Edad adulta temprana (20-40 años)	Intimidad *versus* aislamiento	Transición de adulto temprano (17-22 años)	Terminar la educación; primer trabajo; búsqueda de pareja.
		Transición de los 30 años (28-33 años)	Preocupación por la elección de pareja y carrera; paternidad.
Edad adulta media (40-65 años)	Generar *versus* estancarse	Transición de la mediana edad (40-45 años)	Enfoque intenso en los sueños no realizados, tanto a nivel familiar como profesional; perimenopausia.
		Transición de los 50 años (50-55 años)	Nido vacío; menopausia; presiones de la generación sándwich.
Edad adulta tardía (65 años-muerte)	Integridad del ego *versus* desesperanza	Transición de la edad adulta tardía (60-65 años)	Aceptación de opciones de vida, jubilación, forzada o no; deterioro de la salud; ser abuelo.

A pesar de los sesgos, no podemos pasar por alto que hubo muchos hallazgos valiosos en esas investigaciones y teorías, en especial, que a lo largo de la vida pasamos por varias fases de desarrollo (y dentro de estos periodos hay numerosas transiciones, a menudo denominadas «crisis»). Si comparamos las teorías de Erikson y Levinson una al lado de la otra, en particular los conflictos psicosociales del primero y los puntos de transición del segundo, podemos construir una imagen de cómo las transiciones se relacionan con los Micro Ts. En general, no es la transición *per se* lo que causa el Micro T, sino que los Micro Ts dificultan el superar una crisis de transición o un conflicto psicosocial en la vida. Lo que Freya describía sonaba como una crisis (de hecho, una crisis de transición), y necesitábamos trabajar un poco en la parte de toma de conciencia de la estrategia CAA para descubrir si algunos Micro Ts estaban haciendo que el viaje fuera más difícil para ella.

«¡Soy demasiado joven para sentirme así!».
La crisis de transición

La teoría de Levinson incluye una transición de «30 años», a veces denominada crisis del cuarto de vida. Por supuesto, no todos los que se acercan a los 30 tendrán una crisis o puede ocurrir más tarde (eso sí, todos experimentamos transiciones en la vida en varios momentos). Pero, como era de esperar, el cuerpo principal de la investigación sobre las crisis de transición se centró en la «crisis de la mediana edad», una frase acuñada por primera vez en 1957 por el doctor Elliott Jaques, psicoanalista y científico social canadiense observó a personas de mediana edad (en su mayoría hombres) y demostró los ahora clásicos comportamientos de esa crisis: tratar de parecer joven, comprar un automóvil deportivo y tener sexo casual en un esfuerzo por aferrarse a la juventud… y evadir el inevitable deterioro corporal y la muerte.[80]

Lo más interesante en el informe del doctor Jaques fue lo siguiente: las personas que no habían cumplido las expectativas (propias y de la sociedad sobre los hitos de la vida) experimentaban la crisis de forma más intensa y luchaban más con la transición que quienes habían cumplido a la perfección todos los marcadores socioculturales de la vida en hitos temporales específicos. En otras palabras, la pregunta «¿cómo voy para mi edad?» resuena en los oídos de la gente cuando mira a sus amigos, seres queridos y redes sociales. Y esto también sucede en la edad adulta temprana, alrededor de los treinta años.

El reloj social: un punto de referencia para la comparación

A menudo mencionamos el reloj biológico cuando hablamos de los hitos de la vida, bueno, al menos de la maternidad, pero rara vez hablamos del reloj social.[81] Al igual que el reloj biológico, el reloj social es una carrera contra el tiempo, con expectativas sociales y culturales que llevan aparejadas controles de edad para acontecimientos importantes de la vida, por ejemplo: conseguir el primer trabajo, tener una relación comprometida, casarse, comprar una casa, un automóvil, ascender en la carrera profesional, formar una familia, jubilarse... El reloj social parece ser un fenómeno universal, ¡hasta hay un juego de mesa! Había olvidado por completo *El juego de la vida* de Hasbro hasta la Navidad pasada, cuando mis sobrinos quisieron jugarlo (tiene mucho más que solo fichas azules y rojas, pero por lo demás no ha cambiado mucho). Es una demostración precisa de cuán omnipresente es el reloj social en muchas culturas. Pero este juego de mesa para niños nunca te enseñará cómo afecta el reloj social a las personas y en qué amplia medida puede variar.[82] Al igual que muchas cosas en psicología, si crees que es importante, entonces lo es, pero a menudo, cuando «miras detrás de la cortina», no todo es lo que parece.

Si observamos la narrativa de Freya, hay muchos «debería», «supuestos» y «seguros», es decir, formas de pensamiento de todo o nada (capítulo 4). Pero esta manera de conceptualizar el camino de vida no es un error de cálculo por parte de Freya: es el tipo de Micro T que surge de vivir en un entorno que respalda la noción de un reloj social. Para ayudar a Freya a mirar detrás de esta cortina sociocultural de Micro Ts, comenzamos su viaje a través de la estrategia CAA con un ejercicio que le permitió tener una vista panorámica del curso de su vida hasta la fecha.

PASO 1 DE LA ESTRATEGIA CAA: CONCIENCIA

Ejercicio: Mapa de vida

Con frecuencia uso el mapa de vida con pacientes que se encuentran en una encrucijada de la vida. ¿Por qué? Porque es útil dar un paso atrás y observar todo de lejos para tomar conciencia. Cogimos una hoja de papel y escribimos la fecha de nacimiento en el lado izquierdo de una línea recta, así:

FECHA DE NACIMIENTO ⟶

Luego le pedí a Freya que pensara en sus experiencias y las anotara en el mapa de vida. Puedes hacerlo también escribiendo:

- Hitos o hechos significativos para ti, sin preocuparte por las convenciones sociales de lo que deberías haber logrado en ciertas fechas.
- Logros o realizaciones de los que estás orgulloso o que te han cambiado de alguna manera importante.
- Ubica los acontecimientos positivos en la mitad superior del mapa de vida y los negativos abajo. La altura de cada línea debe reflejar

cuánto te afectó el hecho para que empieces a ver qué ha sido lo más transformador en tu vida (tanto lo bueno como lo no tan bueno). Agrega la edad en que ocurrió para obtener una imagen más clara de tu cronología.

Es útil escribir algunas palabras o frases como descriptores de cada acontecimiento.

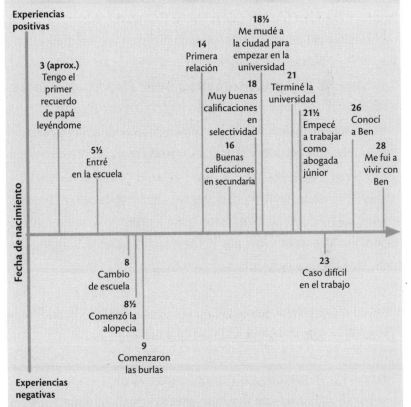

Ahora, considera las siguientes preguntas de sondeo para ayudarte a descubrir más detalles en la fase de conciencia de la estrategia CAA:

- ¿Qué obstáculos superaste durante el viaje? ¿Cómo?
- ¿Qué descubriste sobre ti durante las experiencias positivas y negativas?

- ¿Observas o notas elementos comunes o frecuentes en tu mapa de vida?

Ahora da un paso atrás y observa tu mapa de vida de manera general, pero como si perteneciera a otra persona. ¿Qué sientes o piensas de esa persona al ver su mapa de lejos?

Al observar el mapa de vida de Freya, nos fijamos en sus Micro Ts y algunos acontecimientos importantes de la vida. Si recuerdas, en el capítulo 1 de forma breve mencionamos la diferencia entre los Micro Ts y los acontecimientos importantes de la vida; estos últimos son las experiencias más obvias y notables que la mayoría reconocemos como problemáticas o transformadoras. Freya ya había pasado por bastantes (cambio de escuela, inicio/final de la universidad, logros personales sobresalientes, mudanza) y, de hecho, tuvieron gran impacto. Pero nos interesaban los Micro Ts y un par de heridas pequeñas llamaron mi atención, una en particular: el caso difícil en el trabajo.

UNA NIÑA EN UN MUNDO DE ADULTOS

Cuando Freya era abogada júnior especializada en derecho de familia, le pidieron que ayudara con un divorcio muy tortuoso que involucraba a dos niños. Sabía muy bien que cualquier tipo de división patrimonial puede llegar a ser un poco desagradable, pero dijo que no estaba preparada para lo retorcido que resultó ser este caso. Su cliente «usaba todos los trucos del manual» para obtener el acuerdo que quería y Freya dijo que en ese momento le surgió una gran duda sobre su camino de vida… Había estudiado mucho y ahora tenía que pagar los préstamos estudiantiles. Freya sabía que ganaba bastante para su edad, pero sentía que estaba teniendo un alto coste en su brújula moral. En ese momento se sintió como una niña pequeña. En teoría era una adulta, pero se vio impotente ante la situación, porque como abogada júnior no tenía más remedio que trabajar en el caso. De lo contrario, perdería su empleo y su carrera, y no alcanzaría nunca la seguridad financiera que necesitaba para formar una familia.

Enfoque en el Micro T: Daño moral

En su origen, el concepto de daño moral surgió de situaciones como el combate armado y los casos médicos de urgencia, donde alguien presencia, omite o realiza una acción que va en contra de sus valores y creencias morales fundamentales.[83] Se conocieron muchos casos de daños morales durante la pandemia de covid-19 vividos por trabajadores de la salud que tuvieron que racionar el tratamiento lo cual afectó a la supervivencia de algunos pacientes enfermos de gravedad, yendo en contra del juramento de «no hacer daño» a ningún paciente. El daño moral puede ocurrir en cualquier persona y entorno donde haya injusticia, crueldad percibida, degradación del ser humano o cualquier otra vulneración de un código moral que se tenga en alta estima. Casi siempre el Micro T que se genera empieza con desconcierto, luego se transforma en resentimiento hacia los demás y una combinación de culpa y vergüenza hacia uno mismo. Como todos los Micro Ts, si esto sucediera en una zona de guerra, seríamos capaces de detectarlo con facilidad, pero cuando ocurre un daño moral sutil como el caso de Freya, a las personas les resulta difícil hablar sobre él y asumirlo.

La psicóloga Sheila Panchal, mi colega en *coaching*, ha llevado a cabo una investigación esclarecedora sobre «cumplir los 30» o la transición del cuarto de vida. Descubrió que la evaluación de Freya de su trayectoria profesional no era infrecuente en ese momento de la vida.[84, 85] Al invertir tanto tiempo (y en estos días, dinero) en esa trayectoria, darte cuenta de que no es lo que creías... resulta muy duro. Además, existe presión por ganar más dinero y mejorar el estatus para ascender de nivel, lo que parece aún más problemático en las épocas en que sube mucho el coste de la vida. Los días embriagadores de la adolescencia tardía y el hedonismo de los veinte años tienden a desvanecerse cuando las personas que se acercan a los treinta empiezan a asumir que no son invencibles físicamente y que ya no pueden seguir quemando la vela por los dos extremos. De hecho, diría que, en este momento de la historia, la crisis de los treinta se experimenta como particularmente desalentadora.

Para Freya, el daño moral que sufrió la hizo cuestionar su elección de carrera y, hasta cierto punto, su relación. Si volvemos a mirar el cuadro de las páginas 240-241, podemos pensar en esas dos batallas interiores como el conflicto entre intimidad *versus* aislamiento. En algún momento de la vida, a veces alrededor de los treinta años (puede ser antes o después), existe una tensión emocional y psicológica entre la necesidad de cercanía y el deseo de ser independiente. Es evidente que la experiencia de Freya en el trabajo la hizo sentir aislada cuando necesitaba apoyo, pero quería aparentar que se las arreglaba sola. Esa tensión la dejó con la sensación de estar flotando en el espacio, sin amarres y llena de desconcierto.

PASO 2 DE LA ESTRATEGIA CAA: ACEPTACIÓN

Cuando se trata de los Micro Ts de transiciones, para pasar a la fase de aceptación de la estrategia CAA es útil detenerse un momento y contemplar el espacio donde flotaba Freya.

Espacio liminar

El «espacio liminar» o la «liminaridad» es lo indeterminado entre una cosa y otra, donde podemos estancarnos.[86] Ese «estancamiento» resulta incómodo y se caracteriza por una sensación de confusión, ambigüedad y falta de comprensión, tal y como manifestó Freya en nuestra primera reunión. Es un poco como si el suelo desapareciera bajo tus pies y tú lo observaras, atrapado en el momento. Te cuestionas lo que sabes sobre ti mismo, sobre los roles sociales y las estructuras; a menudo sufres porque tienes un pie atrapado en el pasado (pre-liminar) y otro tratando de pisar el futuro (estado post-liminar o posterior). Culturalmente, sabemos que las personas pueden quedar atrapadas en el espacio liminar; por eso tenemos muchas ceremonias y rituales para ayudarnos a pasar de un estado a otro con la mayor fluidez posible, con frecuencia llamados «ritos de paso». Pero aun con su ayuda, a veces es un desafío encontrar nuestro camino a través de la bruma de la liminaridad (además de que esas tradiciones pueden estar vinculadas a nociones obsoletas de edad y etapa, como he indicado antes).

Ejercicio: Cebolla de transición

Cuando afrontas una transición complicada, hay una técnica que me gusta llamar la «cebolla de transición» para ayudarte a atravesar el espacio liminar y entrar en la etapa de aceptación de la estrategia CAA (consulta la figura 10.1). En el centro de la cebolla está la transición que vives en este momento; anótala. Luego dibuja las otras capas, como en el ejemplo de la página siguiente; ahí agrega lo que sientes que es importante para ti con respecto a esa transición: puede ser una mezcla de experiencias y Micro Ts. Piensa en las siguientes categorías y explora qué está influyendo en la experiencia de transición que se encuentra en el centro de la cebolla:

- Las relaciones, apegos y vínculos: pueden ser de la infancia, juventud o conexiones actuales que sientes que influyen en tu fase de transición.
- Las experiencias de vida, incluidos los Micro Ts: quizá has descubierto diferentes ejemplos de Micro T en este libro y has reflexionado sobre algunos que te mantienen atascado.
- El contexto cultural y la sociedad donde vives: en función de la transición que estés explorando, puede ser una empresa (por ejemplo, si estás cambiando de carrera o jubilándote); tu comunidad, que puede incluir religión y creencias espirituales (es relevante cuando se trata de la transición a una relación de pareja, la paternidad o la muerte de un ser querido); incluso puntos de vista sociales más amplios que influyen en cómo te sientes acerca de la transición.

La cuestión es resaltar cómo afectan los diferentes niveles de la vida a la forma en que experimentamos una transición. En otras palabras, rara vez (o ninguna) eres tú quien creas la sensación de estar atascado, sino que es el contexto más amplio de nuestra existencia el que nos impone las expectativas del reloj social.

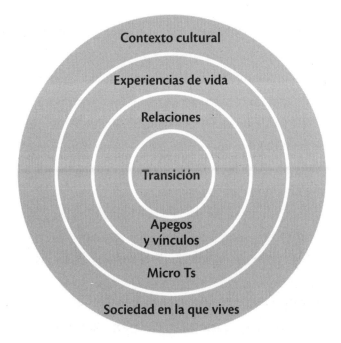

Figura 10.1: Cebolla de transición

Aquí entra en juego la aceptación como concepto. Al igual que gran parte del trabajo que hemos hecho con los Micro Ts a lo largo de este libro, el propósito es conectar los puntos entre la experiencia vivida y las cosas que afectan a esa experiencia. Solo cuando creamos esos vínculos, desaparece la sensación de aislamiento y empezamos a trabajar hacia la tercera etapa de acción de la estrategia CAA. Aunque muchas veces los factores personales, las expectativas sociales y las asociaciones parecen obvios después del ejercicio, con frecuencia nos perdemos la fase de aceptación en la vida, a menudo en detrimento nuestro. Tomemos el ejemplo de la transición a la paternidad (o no). He tratado a muchas personas que optan por no tener hijos, pero luchan dentro del espacio liminar con esa decisión hasta que exploran algunas de las expectativas del reloj social y cómo cada capa (de la cebolla) del contexto les dificulta pasar de un estado pre-liminar a una aceptación post-liminar. La presión cultural y social de tener hijos es difícil para todos. En el otro lado del espectro he trabajado con personas que tuvieron hijos en diferentes puntos cronológicos de su vida y sintieron que llegaron demasiado temprano/tarde o lo hicieron en el momento equivocado en relación con el reloj social. Todo eso nos dice algo importante acerca de cómo afectan las creencias, expectativas y entorno a nuestra experiencia de las transiciones. En otras palabras, tal vez no haya un momento «correcto», solo un buen momento para ti.

Volviendo a Freya, otro elemento clave de su crisis de los treinta surgió del ejercicio de la cebolla de transición, uno que no había salido en su mapa de vida: el contexto familiar. Cuando hablamos de las capas de relaciones y apegos dentro del círculo sociocultural, Freya mencionó que le resultaba difícil pensar en lo que estaba pasando porque su madre sufría con la menopausia. En otras palabras, como tantos Micro Ts, no sentía que sus sentimientos valieran la pena porque su madre estaba pasando por una «transición real». Además, la madre tenía problemas para conseguir la TRH (terapia de reemplazo hormonal), así que luchaba con una variedad de síntomas que incluían ansiedad e irritabilidad. También debía cuidar a sus padres (los abuelos de Freya), trabajar y mantener a su hermano menor... Parecía tener una gran carga sobre los hombros. Por lo tanto, en la mente de Freya la transición de su madre había invalidado la experiencia propia hasta tal punto que no le había hablado de sus sentimientos por temor a agobiarla aún más. Esto contribuía a una abrumadora sensación de aislamiento.

La menopausia y la generación sándwich

Hay algunas transiciones en la vida definidas por cambios definitivos en la fisiología humana; quizá la menopausia es el ejemplo más obvio en la edad adulta. En la actualidad, los seres humanos viven mucho más tiempo: desde la década de 1840 la esperanza de vida en los países más privilegiados ha aumentado de forma casi lineal 2,5 años por década.[87] Pero la edad promedio de inicio de la menopausia no ha cambiado, sigue en los cincuenta y un años. Eso sí, la perimenopausia puede comenzar diez años antes, desde principios hasta mediados de la cuarentena. Dado que ahora vivimos hasta los ochenta años o más, es correcto decir que una mujer cisgénero pasa la mitad de su vida en la perimenopausia, menopausia y posmenopausia (en vez de un cuarto, cuando el promedio de vida era más corto). En muchas áreas del mundo las personas también tienen hijos más tarde, lo cual ha conspirado para que los síntomas de la menopausia, y situaciones como las de hijos mayores aún viviendo en casa, los que regresan como un *boomerang* y los padres ancianos que requieren atención adicional... ocurran al mismo tiempo, bajo un mismo techo.

Alrededor de un tercio de los síntomas de la menopausia son tan graves como para interrumpir las actividades cotidianas durante esa transición fisiológica (y para muchas duran más de una década). Algunos de los primeros síntomas de la perimenopausia incluyen altos niveles de ansiedad y la sensación de estar abrumada. He trabajado con innumerables pacientes que acuden a mí después de que sus médicos de atención primaria les hayan prescrito antidepresivos. Aunque los medicamentos tienen su lugar, reconocer que puede ser muy difícil vivir una etapa en la que coexista *a)* una menopausia sintomática con *b)* el hecho de pertenecer a la llamada generación sándwich, puede ayudar mucho y conducir a formas más sostenibles de sobrellevar la situación.

La generación sándwich es como lo que explicó Freya: hay responsabilidades de cuidado dobles. Muchas veces aquí entra el conflicto de «generar *versus* estancarse» de la teoría de Erikson. Generar tiene que ver con dejar tu huella en el mundo y contribuir a la siguiente generación... De hecho, con frecuencia esto se consideraba el objetivo de la vida. También debemos cuidarnos para reducir las posibilidades de estancamiento, algo que puede resultar difícil cuando te encuentras entre, por un lado, padres que necesitan más ayuda y, por otro, hijos que aún requieren apoyo. De manera intuitiva, Freya parecía consciente de eso y no quería sobrecargar a su madre con más problemas.

Pero no tuvo en cuenta el hecho de que la menopausia no es del todo mala: un estudio de la Universidad de Cambridge concluyó que durante la menopausia y la posmenopausia las mujeres se sienten más capaces de abrirse y decir lo que piensan.[88] La menopausia también desencadena un aumento en la confianza y la fuerza, y las mujeres afirman que están más en sintonía con sus sentimientos y menos limitadas por las inhibiciones.[89] Si los síntomas se abordan de forma adecuada, es mucho mejor. No puedo dejar de enfatizar lo reales y debilitantes que pueden ser los síntomas físicos y psicológicos de la menopausia, y también cómo el tratamiento adecuado devuelve a las mujeres el control de sus vidas. Por lo tanto, hablar de estos temas y del tipo de conflicto por el que podría estar pasando su madre le fue útil a Freya, ya que le abrió una puerta de regreso a la intimidad a través de una conversación abierta con su madre.

PASO 3 DE LA ESTRATEGIA CAA: ACCIÓN

La fase de acción en el Micro T de transición tiene mucho que ver con moverse por el espacio liminar y llevar los aprendizajes de las transiciones anteriores a otras nuevas. Los ejercicios se pueden usar para cualquier crisis de transición, así que concéntrate en lo que estés atravesando en este momento.

Ejercicio: Estira y afloja de la crisis de transición

Este ejercicio puede dar lugar a un cambio profundo durante la liminaridad, ayudándonos a pasar de la fase de aceptación a la etapa de acción de la estrategia CAA.[90] Empieza pensando contra qué has estado luchando y luego trabaja con lo siguiente:

> Visualiza que te enfrentas contra la némesis de un superhéroe, un monstruo, demonio o cualquier otro tipo de personaje poderoso y malvado…, algo que tenga la capacidad de acabar contigo. Los dos os encontráis en la cima de un volcán, en lados opuestos del profundo cráter, negro y rojo ardiente. Puedes sentir el calor en la cara y sabes que el precipicio desciende hasta el centro fundido de la tierra.
>
> Tú y el supervillano estáis en un tira y afloja todopoderoso sobre el volcán, cada uno agarrando un extremo de una cuerda gruesa. Tu deseo de arrastrar a tu oponente al cráter es abrumador, ya que tu vida depende de ello. Usas cada gramo de energía, pero tu némesis y tú estáis parejos en términos de fuerza y poder. Es una batalla auténtica.
>
> Ahora… suelta la cuerda.
>
> ¿Cómo te sientes?

Me encanta este ejercicio porque el cambio mental suele ser inmediato. ¿Cómo te has sentido cuando has leído la descripción? Si no encuentras las palabras, regresa a la página 80 y revisa la Rueda de emociones o escribe lo que sientas (lo que te funcione mejor).

Este ejercicio nos ayuda a ver que, con frecuencia, la lucha está dentro de nosotros, es contra nuestros pensamientos y expectativas, que pueden convertirse en el foco de la crisis de transición. Cuando nos enfocamos solo en la batalla (el tira y afloja) es imposible ver las soluciones que existen para ayudarnos a avanzar en una transición. Por eso es tan importante avanzar en la estrategia CAA: sin conciencia, aceptación y luego acción, podemos perdernos en la lucha y usar toda nuestra energía y recursos para permanecer en el mismo lugar. Correr para quedarse quieto o tirar de una cuerda continuamente solo contigo del otro lado... no es divertido para nadie. Además, la verdad, es agotador, a menudo no solo para ti, también para las personas que te quieren.

Carta del ejercicio del futuro

Para descubrir cómo pasar a la acción, piensa un momento en el futuro, en el espacio post-liminar donde todo ha resultado bastante bien. Considera diferentes aspectos de tu vida (grandes, pequeños, importantes, insignificantes, etc.) e imagina cómo se verían todos en una máquina del tiempo.

Ahora, toma lápiz y papel. Escribe (es importante que sea a mano) una carta de tu yo futuro para la versión actual de ti. Es posible que quieras volver al capítulo 2 y pensar en cada área del ejercicio de Evaluación de vida: ¿cómo te sentirías en cada una de esas áreas desde el punto de vista de la satisfacción? Recuerda que algunos componentes pueden ser más importantes que otros: la familia y la libertad personal pueden eclipsar la seguridad financiera y la carrera, o viceversa. Todo depende por completo de lo que tú valores más.

Con tus palabras, explora y describe en detalle cómo es estar en ese punto futuro. Cuéntale a tu yo actual cómo se siente, el contexto y el entorno, qué tipo de pensamientos tienes y qué acciones realizas todos los días. He aquí algunos consejos de psicología del *coaching* para ayudarte en la redacción de la carta:

> Piensa en los sueños de las áreas más importantes de tu vida: ¿cómo los ves?
>
> Si tuvieras recursos ilimitados (no solo financieros, sino también de tiempo, apoyo y energía), ¿qué harías?
>
> Trata de considerar tus sueños y ambiciones no solo pensando en tus capacidades actuales, sino en términos de tu potencial.
>
> ¿Cómo transformaría todo eso la calidad de tus relaciones, trabajo y salud?

Uso mucho este ejercicio porque ayuda a cerrar la brecha entre el «entonces» y el «ahora» y a progresar por el espacio liminar.

Para Freya, este ejercicio ilustró que todavía amaba su carrera, pero sobre todo necesitaba más apoyo emocional de la familia (incluida su madre) y en el trabajo. Por supuesto, no todas las historias tienen un final de cuento de hadas, al menos no en la vida real, así que quiero contarles que durante el tiempo que trabajamos juntas, Freya rompió con su pareja. Confesó que gran parte de la presión del reloj social que sentía tenía que ver con las expectativas de él sobre cómo «debería» desenvolverse la vida. En el trabajo que realizó sobre el conflicto intimidad *versus* aislamiento, Freya sintió la necesidad de liberarse de ese amor romántico (*eros*) que pensaba que se esperaba de ella. De hecho, en la crisis de transición, Freya se inclinó por el lado del aislamiento, lo que le dio más independencia y la ayudó a tener relaciones más cercanas y significativas con otras personas. Dejó de preocuparse tanto por el tictac del reloj social y eso la ayudó a «desatascarse».

Planear a largo plazo para las transiciones

Uno de los aspectos más difíciles de una transición es que parece inesperada. Los Micro Ts tienen que ver con eso porque desencadenan una fase liminar, como en el caso de Freya y el daño moral que experimentó. Pero sabemos que hay ciertas transiciones por las que la mayoría atravesaremos teniendo en cuenta, por supuesto, las diferencias culturales y sociales de cada quien. Un ejemplo en la edad adulta tardía es la jubilación. Por lo general ocurre dentro del conflicto final en el desarrollo adulto propuesto por Erikson: integridad del ego *versus* desesperanza. La integridad del ego se experimenta cuando, al reflexionar sobre tu vida, te sientes satisfecho, mientras que la desesperanza surge si estás lleno de remordimientos o sientes que has desperdiciado tu vida.

Ya sea remunerado o voluntario, en el hogar o en una empresa, el trabajo nos brinda un sentido de propósito, da estructura y rutina a nuestros días y también es un aspecto importante de la identidad. Además, la mayoría de los trabajos proveen de redes sociales y amistades, fundamentales para el bienestar. Por eso jubilarse puede ser difícil. De hecho, mucha gente experimenta depresión tras la jubilación, en especial si se han visto obligados a retirarse por problemas de salud, responsabilidades de cuidado o porque no se ha encontrado otro trabajo.[91] Aunque se ha pasado de «trabajos de por vida» a tipos de carreras más fluidas, la mayoría veremos el cierre de nuestra vida laboral en algún momento. Si bien hay muchas maneras de restablecer los elementos psicosociales y la estructura que brinda el trabajo mediante, por ejemplo, el voluntariado, los pasatiempos o el desarrollo de nuevas relaciones, existen barreras mentales que obstaculizan la capacidad para disfrutar de esos años de forma plena.

Las investigaciones muestran que la gente con una visión negativa sobre el envejecimiento tiene más dificultades con la jubilación.[92] Así que, si te preocupa la jubilación, el envejecimiento o cualquier otra transición, he aquí algunas formas de hacerlas un poco más fáciles:

- Si estás a punto de jubilarte (incluso si estás pensando en cambiar de carrera), pregunta a otras personas que ahora están «libres de trabajo» que te digan los tres mejores aspectos de su jubilación y las tres cosas para las que les gustaría haber estado preparadas. Lo mismo con cada transición: no te sientes en la oscuridad temiendo a lo desconocido, actúa recabando la experiencia y la sabiduría de otras personas.

- Descubre modelos a seguir positivos dentro de la cultura y los medios: por lo general pensamos en modelos a seguir solo para la gente joven, pero son útiles a cualquier edad. Observa las cualidades que admiras en cada modelo a seguir y cómo exhiben sus valores durante la etapa de transición... y considera cómo puedes asimilar esas características en tu vida diaria. Por ejemplo, si sigues a un jubilado que hace monólogos cómicos no significa que tengas que preparar también media hora de chistes, sino que puedes explorar tu sentido del humor con la familia.

- Por último, mira las transiciones pasadas que cruzaste con éxito e identifica los recursos personales que te ayudaron a desplazarte por caminos llenos de baches (quizá la humildad, lealtad o integridad te ayudaron a atravesar una transición...; o es posible que fuera tu sentido del humor lo que te llevó al otro lado). Profundiza: tal vez no hayas experimentado la misma transición en el pasado, pero seguro que tienes experiencias que puedes aprovechar en función de tus valores fundamentales y que te guiarán hacia el siguiente peldaño de la vida.

Escribe tu diario.
Consejos de la doctora Meg para las transiciones

1. ¿Qué aspectos de la vida te han sorprendido más? ¿De qué maneras?
2. Piensa en cuando eras adolescente. ¿Qué tres preguntas le harías a tu yo actual?
3. ¿Qué sabes ahora que no sabías hace un año?

MENSAJE FINAL DEL MICRO T DEL CAPÍTULO 10

Las transiciones forman parte de la vida, pero no significa que siempre sean fáciles. Normalizar las fases de transición cobrando conciencia de lo que viven otras personas es un buen punto de partida para transitar por este Micro T-ema. Aceptar que hay un proceso de dejar ir a quien fuimos (o lo que fuimos) para permitir el paso a la siguiente etapa de la vida también resulta útil. Por último, planificar con tiempo las transiciones que afrontarás en el futuro es una buena manera de apoyar tu sistema inmunitario psicológico en relación con este Micro T-ema.

11

Salta, no te quedes contemplando el abismo:
Tu receta de por vida para el Micro T

En este capítulo concluiremos con:

- La estrategia CAA (de por vida).
- Cómo seguir tu flecha.
- Cómo limitar la sobrecarga de opciones.
- Por qué la amabilidad es clave.
- Tu receta para una vida menos mierd*.

Así que aquí estamos, en el capítulo final de nuestro viaje juntos. Espero que uses algunos, o todos, los ejercicios de los Micro Ts que hemos visto, ahora y en el futuro. Incluso el simple hecho de ser consciente del Micro T como un concepto real, válido y tangible es un gran beneficio. Hay demasiados Micro Ts como para abarcarlos en este libro, pero si experimentas algo que te haga sentir incómodo, indigno de apoyo o que te lleve a cuestionar tu percepción de ti mismo... es muy probable que sea un Micro T.

Pero llega un momento de saltar, en vez de contemplar el abismo. La idea de que si miras fijamente el abismo, el abismo te devuelve la mirada es del filósofo alemán Friedrich Nietzsche. Y, como ocurre con todas las grandes citas filosóficas, existen varias interpretaciones, incluida la de perderse a sí mismo como consecuencia de mirar con demasiada profundidad en las áreas oscuras de la psique humana. Si exploramos esta noción en relación con el Micro 1, vemos que existe el peligro de pasar demasiado tiempo contemplando las duras realidades de nuestra vida y las circunstancias difíciles que hemos experimentado (ese es el riesgo de tomar conciencia sin pasar a la aceptación ni luego a la acción). Por lo tanto, mi reto para ti ahora es combinar lo que has aprendido con las enseñanzas finales de este capítulo, para que tomes el control de tu pasado, vivas con plenitud el presente y saltes sin complejos a un futuro floreciente.

LA ESTRATEGIA CAA (DE POR VIDA)

A lo largo del libro hemos hecho uso de mi estrategia de toma de conciencia, aceptación y acción (o CAA). Puedes aplicar este método a cualquier dificultad que se te presente y, cuanto más lo uses, más perfeccionarás esas habilidades psicológicas vitales. Al igual que con cualquier habilidad, usar la estrategia CAA será más fácil con la práctica, ya que la mente buscará tomar conciencia de inmediato, estarás más abierto a la aceptación de los problemas complicados de la vida (complejos y cotidianos) y te sentirás empoderado para la pasar a la acción y vivir la vida al máximo.

PASO 1 DE LA ESTRATEGIA CAA: CONCIENCIA

¿Cuál es tu propósito?

Ahhh... Una pregunta tan corta para un concepto tan ingente. Algunas personas pasan toda la vida tratando de descubrir su propósito... y hay algo que decir sobre ese viaje. A menudo, cuando las personas tienen hijos expresan que por fin conocen su propósito: cuidar y criar a otros seres humanos. Hay individuos que encuentran un propósito en las actividades laborales, comunitarias o una combinación de todas estas cosas. Pero el conflicto es: con tantas opciones, ¿qué hacer para ayudarnos a encontrar nuestro propósito?

Ejercicio: Sigue tu flecha

Para ayudarte a reducir las opciones, juguemos a Sigue tu flecha. Cada uno de los valores fundamentales que vienen a continuación te importará mucho, poco o nada. Para cada categoría, mueve la flecha hacia la derecha si la valoras profundamente o hacia la izquierda si no te importa.

$\longrightarrow$

Habilidades artísticas

Atletismo/deporte

Negocios/ganar dinero

Creatividad

Independencia

Habilidad/apreciación musical

Política/comunidad

Relaciones con amigos o familiares

Valores religiosos

Sentido del humor

Espontaneidad/vivir el momento

La lista anterior no es exhaustiva y puedes agregar las categorías que quieras.

¿Qué categorías son las que valoras profundamente? Esas son las flechas que apuntan hacia tu futuro.

Estos son tus valores fundamentales: tu conjunto único de estrellas que te ayudarán a encontrar un propósito significativo en la vida e iluminarán tu camino a casa cuando te pierdas. Y he aquí el secreto: puedes tener más de uno... ¡Podemos tener muchos valores, propósitos y caminos en la vida! Todo el tiempo nos dicen que debemos encontrar nuestro único propósito verdadero, algo así como nuestro único amor verdadero, pero eso es demasiado pobre. La vida es generosa cuando la vemos como tal.

Después pregúntate:

«¿De qué manera se mueve mi vida en esta (o estas) dirección(es)?».
Recuerda eso a medida que sigas leyendo.

Diagrama de Venn para el propósito y la occidentalización del *ikigai*

En lo que respecta a seguir la flecha, tal vez hayas oído hablar del concepto japonés del *ikigai* y la figura siguiente te resulte familiar. Esta teoría establece que el propósito se encuentra en la superposición de un diagrama de Venn, donde lo que amas, lo que se te da bien, lo que el mundo necesita y por lo que te pagan se juntan en el centro.

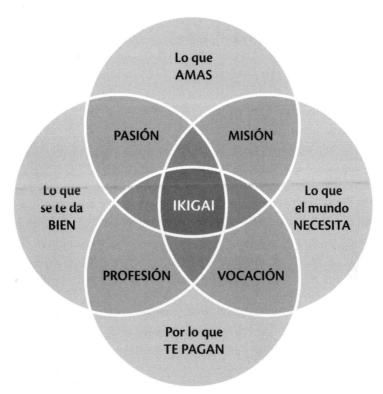

Figura 11.1: Diagrama de Venn para el *ikigai*

Mi madre pasó una parte importante de su vida en Japón, así que le pregunté sobre este gráfico. Reconoció algunas partes, pero le pareció demasiado rígido y dijo que le sorprendería si se tuvieran que cumplir todas esas condiciones para ser fiel de verdad al concepto original. Desde mi punto de vista profesional estoy de acuerdo, y creo que la necesidad de que se cumplan las cuatro circunstancias pone el listón muy alto para la mayoría de la gente. Si pensamos en términos de flexibilidad psicológica (rasgo central de la función adaptativa del sistema inmunitario psicológico), tu propósito puede ser algo que te guste y se te dé bien hacer, pero no por lo que te paguen (es decir, una pasión). También puedes dedicar tiempo a algo que el mundo necesite y de lo que obtengas ingresos (en el modelo del *ikigai* sería la vocación), asegurándote de dejar tiempo para tus pasiones.

Igual que ocurre con muchos Micro Ts sociales, la insistencia en que se cumplan todas las estipulaciones para una vida bien vivida nos pone bajo mucha presión, y como tal es contraproducente. Esta es una visión occidentalizada del *ikigai* orientada a los resultados. Una visión más tradicional tomaría los aspectos de tu propósito como una línea continua, que cambia y se desarrolla a lo largo de toda la vida. Pero puedes agregar una pizca de tus flechas a más áreas de tu vida para mejorar el tiempo que te toque pasar en la Tierra.

«Dados para llevar» y sobrecarga de opciones

Si hay algo que he aprendido durante mi divagante vida es que los humanos somos fascinantes. Y aunque deseamos tener mucho de donde escoger, esa multitud de opciones no nos ayuda. La sobrecarga de opciones es un término usado en psicología para definir esos momentos en que demasiadas opciones conducen a una parálisis de la elección.[93] Pero hay una forma fácil de reducir tus posibilidades…, algo que uso en casa: un dado. A veces mi pareja y yo pedimos comida a domicilio. Antes pasábamos la mitad de la tarde debatiendo qué nos gustaría comer porque siempre hay demasiadas opciones. Entonces, una Navidad, sin que ninguno lo supiera, ¡compramos un juego de dados de comida para llevar! Reconozco que el regalo de mi pareja era mucho mejor: un hermoso cubo de madera personalizado; mientras que yo compré una versión de plástico, como de juguete, en una tienda de regalos (¡deduce lo que quieras!), pero lo cierto es que los dos nos dimos cuenta de que necesitábamos ayuda con ese asunto trivial. Lo interesante de usar una herramienta de selección aleatoria es que enfoca la mente: algunos días los dados caen en «hamburguesa», pero nos miramos y decimos: «No, mejor pizza». Eso significa que al limitar las opciones te sitúas en una posición mejor para saber lo que quieres de verdad. Por lo tanto, cuando pienses en tus elecciones de vida, deja solo tres y arroja las demás a un cubo de basura metafórico. Entonces podrás seguir con esas tres áreas de la vida y tendrás espacio mental para considerarlas de verdad.

Prueba antes de comprar

¿Conoces la tienda Build-A-Bear®? Seguro que eso demuestra mi edad una vez más… A los niños nos encantaba el concepto; a los padres no tanto porque los juguetes eran bastante caros. Recuerdo que ibas a la tienda, elegías el muñeco de peluche, su ropa, el color, los accesorios y muchos otros complementos. En otras palabras, personalizabas y veías si el juguete te gustaba antes de comprarlo. ¿Qué pasaría si pudieras hacer esto con tu *ikigai* y «probar antes de comprar» en la vida?

Bill Burnett, profesor adjunto y director ejecutivo del Programa de Diseño de Stanford, sugiere justo eso.[94] En vez de deshacer toda tu vida y empezar de cero (lo cual en su investigación por lo general no terminaba muy bien), agrega componentes de tus flechas a tu vida existente y comprueba cómo te sientes. Por ejemplo, una de tus flechas puede ser «habilidades artísticas», pero te agobia la idea de ir a una academia a estudiar bellas artes. En cambio, piensa en lugares donde tu deseo artístico podría entrar a formar más parte de tu vida (tal vez agregando tu toque artístico al hogar con una redecoración o probando actividades artesanales en Pinterest). Como cuando construías el oso de peluche, puedes ver qué encaja, con qué te sientes bien y qué funciona para ti, porque solo sabremos de verdad si algo nos dará satisfacción cuando ya lo hayamos probado. Vender tu casa de la periferia y mudarte al bosque parece un cambio de vida fantástico, pero cuando llegas y recuerdas cuánto odias las arañas y descubres lo difícil que es cultivar algo remotamente comestible, entonces se vuelve real. En vez de hacer eso, antes de venderlo todo, tal vez puedes tomarte unos meses de excedencia en el trabajo y probar con una autocaravana ese estilo de vida que promete ser tan idílico. Este cambio puede ser tan bueno como parece (o no), pero al igual que ocurre con los «dados para llevar», probar antes de comprar una vida nueva por completo te brindará mucha más claridad y te permitirá experimentar las elecciones, sin el riesgo de perder hasta la camisa.

PASO 2 DE LA ESTRATEGIA CAA: ACEPTACIÓN

De nuevo diré que la aceptación es la fase más difícil de la estrategia CAA y que con frecuencia la pasamos por alto. ¿Por qué? Porque confundimos las cosas malas que nos pasan en la vida con ser malas personas, pero no es el caso. Es cierto que tal vez nos sintamos minimizados, no amados o indignos, y es muy difícil aceptar esas experiencias. El problema es que muchas veces racionalizamos un Micro T pensando en que seguramente hiciéramos algo terrible para merecer ese trato. Pero cuando nos movemos a un lugar de aceptación, en vez de resignación, podemos construir un sistema inmunitario psicológico fuerte y ser un poco más amables con nosotros mismos. He aquí un recordatorio de la diferencia entre resignación y aceptación. Puede servirte para comprobar si te sientes más cómodo con la idea de aceptación y cómo de importante es para tu sentido de la identidad:

RESIGNACIÓN	ACEPTACIÓN
Rigidez psicológica.	Flexibilidad psicológica.
Sentirse impotente y paralizado.	Sentirse empoderado para actuar.
Autocrítica y recriminación.	Profundo sentido de autocompasión.
Mentalidad de escasez.	Mentalidad de abundancia.
Rendirse/ceder.	Recalibrar para actuar de forma positiva.
Tolerar las dificultades.	Aprender de las dificultades.
Aguantar sin cambiar.	Mejorar las habilidades.
Evitar el cambio.	Abrirse al cambio.
Resistencia.	Reconocimiento.
Guiarse por los juicios.	Guiarse por los valores.

Los Micro Ts y el sistema inmunitario psicológico en perspectiva

Al explorar el concepto del sistema inmunitario psicológico, al final del capítulo 1, lo comparamos con el sistema inmunitario físico que nos protege contra muchos patógenos nocivos como virus y bacterias. Nacemos con algo de inmunidad, pero gran parte del sistema inmunitario se desarrolla a lo largo de la vida, en especial en la primera infancia, cuando entra en contacto con los invasores microscópicos. Entonces el cuerpo humano genera una respuesta al intruso y es esta respuesta física la que nos da síntomas como tos, secreción nasal y fatiga en el caso de un resfriado común. El sistema inmunitario psicológico funciona de la misma manera y nos genera sentimientos desagradables cuando experimentamos los Micro Ts: en forma de respuesta al estrés y emociones que preferiríamos no sentir. Pero tanto los síntomas físicos como los psicológicos son importantes, ya que permiten que el sistema inmunitario crezca y se adapte al entorno. Sin algunos retos, solo tendríamos la inmunidad básica con la que nacemos y (considerando lo duros que pueden ser los acontecimientos importantes de la vida) no sería suficiente para una buena salud psicológica.

Por lo tanto, al ser **conscientes** de los Micro Ts, **aceptar** que esas heridas grandes y pequeñas ocurren en la vida y **actuar** de forma positiva para manejar bien dichas experiencias, podemos transformar los pequeños traumas en anticuerpos emocionales, también conocidos como estrategias de afrontamiento.

En otras palabras, el concepto de Micro T no va de una mentalidad de pasividad o resignación, sino de tomar el control de tu pasado para que puedas ser dueño del presente y desarrolles un futuro en el que prosperes, no solo sobrevivas.

Cuida tus «peros»: los Micro Ts no son excusas

En este sentido, los Micro Ts **no son excusas**. Una forma de asegurarte de que no estás permitiendo que los Micro Ts se apoderen de tu vida de manera negativa es prestar atención al uso de «pero» y «porque», tanto en tu narrativa interior como en la forma en que te comunicas con los demás.

Por ejemplo, cuida tus «peros» si escuchas esto:

«Me gustaría hablar con mi amiga, pero me molestó tanto que no creo que pueda».

Cambia a esto:

«Me gustaría hablar con mi amiga... y me molestó... Así que hablaré con ella aunque me haya enfadado».

Al reemplazar los «peros» con «y», abrimos diferentes posibilidades para el futuro. Además, brinda una versión mucho más realista de la complejidad de la vida y las emociones humanas: podemos estar molestos con un amigo y al mismo tiempo preocuparnos por él profundamente. Sin embargo, cuando usamos «peros», impedimos el avance y quedamos atrapados tras la pared del «pero». Al reemplazarlo por «y», derribamos el muro y avanzamos.

Pon también atención cuando uses «porque»:

«No quiero presentarme al ascenso porque tuve una mala experiencia en el trabajo anterior».

Reformúlalo así:

«Quiero presentarme al ascenso aunque tuve una mala experiencia en el trabajo pasado».

El simple hecho de suavizar el lenguaje no cambia el pasado (no podemos cambiar el pasado, obviamente), pero suelta el control que el Micro T tiene sobre el presente. Además, ser consciente de tu intención y alterarla tanto en la narrativa interior como con los demás te permitirá avanzar, así que interioriza este guion mental y reemplaza palabras como «no», «no puedo», «no lo haré» con términos que te den más poder.

Vuélvete el editor del éxito de taquilla llamado vida

Es posible ampliar esa versión de la forma en que contamos la historia, ya sea para nosotros o para otros. Los ejemplos anteriores se pueden ver como diálogos del guion de tu éxito de taquilla, es decir, tu vida. Al igual que ocurre en cualquier película de gran éxito, el papel del editor es fundamental para la historia que llega a la pantalla. Los diferentes tipos de planos, encuadres y ritmos afectan al estilo de la película, y el editor usa esas herramientas para centrar nuestra atención en la historia que quiere contar, además de incluir más o menos tiempo de pantalla para una escena en particular. A fin de ver cómo funciona esto, primero escribe una escaleta que incluya acontecimientos, experiencias, Micro Ts y cualquier otro momento clave que te haya convertido en lo que eres hoy (esto tiene relación con la reflexión de apertura sobre el Micro T del capítulo 1). Es la información de tu película, no las interpretaciones, así que no escribas «pero» o «porque». En el ejemplo de la sección anterior, nuestro protagonista quería ver a su amigo; esa es la información en este guion sencillo. Ahora juega con él para darle a la acción una variedad de significados y resultados. Tenemos dos posibilidades arriba, ¿qué otras se te ocurren?

Espero que este ejercicio te ayude a ver que puedes intervenir no solo en el futuro, también en la forma en que interpretas el pasado y vives tu vida en el presente.

PASO 3 DE LA ESTRATEGIA CAA: ACCIÓN

En esta última etapa de acción de nuestra expedición de Micro Ts quiero proponerte algunas acciones cotidianas que apoyan el cuerpo, la mente, el sistema inmunitario físico y el psicológico. En todos los trastornos, presentaciones, temas o traumas que he estudiado, desde la fatiga crónica hasta el comer de forma emocional, desde la ansiedad hasta lo que te rompe el corazón, estos fundamentos son inquebrantables.

Tu receta de por vida

Si hay algo que he aprendido durante veinte años de investigación y trabajo en el campo de la salud, es que cuanto más vivimos en armonía con el mundo natural, más arraigados y en paz nos sentimos con nuestra experiencia de la existencia. Esto puede sonar bastante hippy, pero tiene sentido científico: formamos parte del mundo natural, por mucho que la tecnología nos aleje de él. Nuestro funcionamiento interior y los procesos fisiológicos están sincronizados con el giro del sol en un ritmo circadiano de veinticuatro horas. Esto no solo tiene que ver con el sueño (aunque dormir es, desde luego, una cuestión de vida o muerte), tenemos muchos ritmos biológicos que se impulsan a nivel molecular en respuesta al medio ambiente y otros ritmos más largos, por ejemplo, el ciclo menstrual.

Trabajar con (en lugar de contra) estos ritmos apoya la salud física y mental porque baja la necesidad de sintéticos para estimularnos o sedarnos, ya sea a través de información, sustancias o pensamientos inútiles. Por lo tanto, aquí vienen mis consejos de acción para ayudarte a vivir la vida que es mejor para ti.

Haz que la luz sea tu amiga, no tu enemiga

La luz es, con mucho, el factor ambiental más importante cuando se trata del ritmo circadiano de veinticuatro horas: nuestra mente y cuerpo funcionan mejor cuando dormimos mientras hay oscuridad y estamos activos durante el día. Pero con la invención de la luz artificial podemos ver lo que hacemos sin importar la hora del día. No estamos criticando a Thomas Alva Edison (el desarrollo de la bombilla fue un hito en la Revolución industrial, que estimuló las economías de todo el mundo y elevó el nivel de vida de miles de millones de personas), pero, como muchas de las herramientas que creamos, la tendencia humana es llevar las cosas buenas demasiado lejos. En nuestras actuales sociedades que nunca se detienen, resulta muy difícil desconectarse, de forma literal y figurada. Ahora pasamos gran parte del día en interiores con luz artificial, que es cualitativamente diferente a la luz natural y no le da al cerebro las mismas señales. Las investigaciones han concluido que la luz artificial tiene un impacto en nosotros como individuos, en nuestro entorno y en nuestra salud.[95] Durante mucho tiempo nos hemos centrado en los trastornos del sueño y el trastorno afectivo estacional, pero cada vez está más claro que la falta de luz solar es un factor de perpetuación en varios problemas de salud mental y en el bienestar físico.

¿Estás SAD (triste)? Trastorno afectivo estacional como Micro T

El trastorno afectivo estacional (Seasonal Affective Disorder) es un problema del que se habla mucho cuando llega el invierno. Pero existe un gran debate sobre si es «real» o no. Se trata de una subcategoría más recurrente del trastorno depresivo, que difiere en que se vincula a temporadas específicas. La mayoría de las personas diagnosticadas con depresión estacional tienen síntomas en invierno, aunque alrededor del 10 % de los casos ocurre en verano. Para que te diagnostiquen este trastorno, debes presentar puntos de inicio y final que coincidan con los cambios de estación; también debes no presentar síntomas en otras épocas del año durante al menos dos años, con más episodios sintomáticos en tu vida que sin ellos.

Aunque algunas investigaciones han demostrado un vínculo entre la luz natural y el estado de ánimo, aún no se ha descubierto a qué mecanismo fisiológico se debe. Sabemos que la luz del día afecta a la producción de melatonina y serotonina, que luego influyen en el ciclo de sueño/vigilia (ritmo circadiano), y que el sueño deficiente hace que te despiertes con el pie izquierdo. De hecho, estudios realizados en Estados Unidos profundizando en la cuestión han concluido que solo un 1 % de las personas que viven en Florida experimenta TAE en comparación con el 9 % de los habitantes de Alaska. Sin embargo, los investigadores en países como Noruega e Islandia han encontrado pocos casos de TAE considerando sus días de invierno supercortos. Entonces, ¿qué podemos concluir? Bueno, tal vez se deba más a nuestras expectativas y creencias sociales que a cualquier otra razón: en Estados Unidos el clima cálido y soleado a menudo se asocia con sentimientos «buenos» como la felicidad, pero en los países escandinavos, donde el clima es más uniforme en todo el país, hay una mayor apreciación de la belleza de las estaciones más oscuras. La forma en que afrontamos los días de frío intenso en diferentes partes del mundo también puede ser un factor. Por ejemplo, la palabra noruega *friluftsliv* se traduce como «vida al aire libre», en la que disfrutamos del aire libre con independencia del clima. Por lo tanto, tal vez el TAE tiene que ver con las creencias construidas a lo largo de nuestra vida y que, como tales, formaron un tipo de Micro T.

Creo que el próximo tipo de tecnología de «bienestar portátil» tendrá algo que ver con eso (no me sorprendería ver un sensor de luz natural instalado en el cuerpo que envíe datos al móvil y te mande una alerta para que salgas y absorbas algo de luz natural). Pero no es necesario esperar a esa tecnología: en vez de eso, sal todos los días, aunque solo sea 20 minutos, para absorber un poco de vitamina D, que mejora el estado de ánimo.[96]

El arte de descansar

El descanso es el pariente pobre del sueño en nuestra intensa vida. Investigadores de la Universidad de Durham encuestaron a más de 18.000 personas de 134 países y les preguntaron cuánto descansaban todos los días y el tipo de actividades reparadoras que practicaban. Como era de esperar, la mayoría (de hecho, más de dos tercios de la muestra) dijo que le gustaría descansar más. Los investigadores también descubrieron que las personas que descansaban menos afirmaban tener un bienestar general más bajo.[97]

Los trabajos muy exigentes, hacer malabarismos con múltiples responsabilidades de cuidado, tratar de ver a los amigos, divertirse y, en general, vivir la vida, todo contribuye a nuestra sociedad inquieta. No solo quemamos la vela por ambos extremos, sino que la arrojamos a una fogata y lo único que queda al final son los restos de cera pegados al suelo. ¡O al menos así se siente la vida moderna al final de la semana!

Pero también está el Micro 1 de las normas sociales, las expectativas y etiquetas que a menudo nos impiden descansar: una paciente claramente exhausta me dijo que se consideraba «perezosa» si descansaba durante el día, por cansada que estuviera. Pero si observamos el mundo natural, del cual somos una intrincada parte, es evidente que la naturaleza sabe cómo descansar. Las estaciones cambian, el día se convierte en noche y, mientras tanto, nuestro entorno se regenera, restaura y renueva de forma continua, sin resistencia.

Asimismo, es importante incorporar periodos de descanso en nuestra vida diaria. Esto no siempre significa dormir o echarse una siesta, sino actividades (leer, escuchar música o pasar tiempo en la naturaleza, por ejemplo) que permitan «desconectarnos» de los factores estresantes de la vida.

RETE: Restablece tu Energía con Tiempo y Espacio

Me gusta usar esa regla mnemotécnica como un recordatorio «REque-TEfácil» de cómo descansar. Me recuerda el descanso activo y que debemos dedicar espacio y tiempo para lograr la recuperación, de la misma manera que dedicaríamos esos recursos al trabajo o a una meta objetiva. Aunque parece difícil encontrar tiempo en la vida diaria, estas sugerencias solo toman unos minutos y se pueden usar como parte de tu «confeti de tiempo libre» (esos fragmentos de tiempo que tienden a llenarse con visitas a redes sociales y clics sin sentido). Veamos los diferentes tipos de descanso que todos necesitamos para sentirnos restaurados y rejuvenecidos de forma profunda.[98]

Físico. Es la categoría más obvia, pero no significa solo dormir o sentarse de forma pasiva. Los ejercicios de respiración (consulta los capítulos 1 y 4) ayudan a activar el sistema nervioso parasimpático, lo cual lleva al cuerpo a un estado de «descanso y digestión». Si tu trabajo es sedentario, el descanso físico implicará darle al cuerpo un descanso de la posición sentada estática constante que causa dolor e incomodidad, en forma de estiramientos suaves en el escritorio o levantándote de la silla cada hora para mover el cuerpo. En cambio, si tus días son activos físicamente, desarrollar momentos de completa quietud actuará como descanso.

Mental. La «niebla mental» es un problema generalizado hoy en día. El descanso mental implica superar la necesidad de realizar varias tareas a la vez y, en cambio, concentrarte en realizar una sola tarea. Desactiva las alertas de aplicaciones y móviles, silencia el correo electrónico y cierra la puerta para que puedas concentrarte en una sola tarea durante un tiempo. Esto requiere un poco de práctica, ya que muchos estamos arraigados en el mito de la multitarea, pero vale la pena el esfuerzo.

Social. El descanso social no significa soledad (aunque puede serlo si lo necesitas), sino pasar tiempo con personas que no requieren comportamientos especiales, donde puedes ser total y absolutamente tú. Esas personas son tus cargadores de batería, ¡así que agárrate a ellas para salvar tu vida! Es importante destacar que a veces no son nuestros seres queridos, ya que a menudo puede ser más fácil ser nosotros mismos con aquellos que solo vemos de vez en cuando.

Sensorial. Todos necesitamos estimulación sensorial. Los que somos muy sensibles (capítulo 9) necesitamos más tiempo de tranquilidad que otros. Por ejemplo, cerrar los ojos unos momentos durante el día le da un descanso muy útil al sentido de la vista. No se trata de entrar en confinamiento solitario; la información sensorial menos artificial que recibimos en la naturaleza también es relajante.

Emocional. Pon atención a los vampiros emocionales de tu vida que agotan tu energía emocional, y limita (o elimina por completo) el tiempo que pasas con esa gente. Los ejercicios del capítulo 2 ayudan a alimentar la emociobiota y te ofrecerán un respiro de las emociones inquietas.

Creativo. En estos días la mente dedica tanto tiempo al trabajo analítico que pocos tenemos la oportunidad de nutrir nuestra parte creativa. Me siento supercreativa tras visitar mis galerías favoritas y me esfuerzo por programar una visita con regularidad. Si eso no es posible o no te gusta, tómate un tiempo y espacio para garabatear durante tres periodos de cinco minutos a lo largo del día. Los libros de colorear para adultos también son relajantes, en especial los intrincados patrones de mandalas.

Espiritual. No necesitas ser religioso para beneficiarte de las cualidades relajantes de la espiritualidad. El secreto es sentirte integrado en el mundo en que habitas y se puede realizar ayudando a los demás. De hecho, sabemos que ayudar a los semejantes aumenta nuestro bienestar, ya que nos permite dejar de centrarnos en nosotros mismos (algo que puede ser agotador cuando es excesivo), lo que supone también un descanso.[99] Sentirte restaurado a través de fuentes espirituales también tiene que ver con sentirte seguro en tu propósito, otra razón por la cual estar en consonancia con tus flechas es tan beneficioso.

El truco es adaptar el descanso a la vida que llevas: el tipo de descanso que necesitas será diferente al de tu pareja, amigos y familiares; este enfoque personalizado es la clave para un verdadero descanso.

Come cosas naturales y mueve el cuerpo

Aunque este no es un libro de nutrición o de ejercicios, sería negligente omitir el efecto que tiene lo que nos llevamos a la boca y cómo repercute en nuestro sistema inmunitario psicológico la quema de esa energía. Así que mi humilde sugerencia es:

Come cosas naturales y mueve el cuerpo.

Hay más dietas de las que puedo contar, incluso contemplar. La industria de la pérdida de peso fue uno de los pocos sectores del bienestar que creció durante la pandemia de covid-19 y, al igual que nuestras cinturas, sigue expandiéndose.[100] Por lo tanto, existe un imperativo financiero muy real para que siga reinando la confusión sobre lo que debemos comer y lo que no. Hay numerosos estudios sobre la efectividad de todas las dietas y, en mi opinión, la conclusión se reduce a: trata de comer cosas que se parezcan lo más posible a su forma natural. De verdad es así de simple: frutas, verduras, algo de pescado, un poco de carne blanca (si comes carne), nueces, semillas,[101] todo lo que parezca recién cosechado, recogido o arrancado es una apuesta segura. Por supuesto, si tienes indicaciones médicas, diferirá un poco, pero la gran cantidad de horas de cerebro que se han dedicado a este tema parece bastante excesiva. Si tu bisabuela lo reconocería, ¡seguro que está bien! Sin embargo, si se trata de una forma ultraprocesada de «comida Frankenstein», aléjate o cómelo en cantidades muy pequeñas.

Además, ten en cuenta que los humanos no evolucionamos para consumir a todas horas, día tras día. En tiempos prehistóricos no había aplicaciones de comida a domicilio, por lo que ayunábamos durante largos periodos cada ciclo de veinticuatro horas y afrontábamos ayunos aún más prolongados cuando la comida escaseaba. Todos los billones de microbios de nuestras entrañas necesitan que dejes su entorno en paz un tiempo para hacer su trabajo, por eso ahora se recomienda un ayuno nocturno de 11 o 12 horas mínimo. De hecho, la palabra «desayuno» significa justo eso: romper el ayuno nocturno.

La segunda parte de mi pequeño consejo trata sobre el movimiento. Uso la palabra movimiento a propósito, ya que «ejercicio» ¡tiene todo tipo de connotaciones y Micro Ts adjuntos! Como ya he dicho, el organismo no ha evolucionado para estar sentado ante una mesa todo el día, debemos movernos para mantener el cuerpo y la mente sanos, pero eso no significa una sesión de gimnasio de dos horas todos los días (¡a menos que eso sea lo tuyo, claro!). Una forma sencilla de pensar en ello es:

- Si puedes hacer X sentado, ¿puedes hacerlo de pie? Por ejemplo, trabajar en el ordenador: ¿puedes usar un escritorio de pie? Si la respuesta es no, está bien, vale la pena hacer la pregunta.
- Si puedes hacerlo de pie, ¿puedes hacerlo caminando? Por ejemplo, hablar por teléfono, ¿podrías dar un paseo y hablar?

Lo maravilloso de caminar es que ayuda a mantener la forma física y la salud mental, y ni siquiera necesitas tener expectativas de que te haga bien para que funcione. Investigadores de la Universidad Estatal de Iowa descubrieron que no importa dónde o por qué caminemos, el solo hecho de levantarnos y poner un pie delante del otro nos hace sentir mejor de forma física y mental.[102]

Caminar es una de las maneras más fáciles de aumentar la actividad diaria y de verdad marca la diferencia. Tendemos a quedar atrapados en los números, pero los 10.000 pasos diarios son, en el mejor de los casos, una estimación aproximada de la cifra ideal; ahora sabemos que el número es más como 7.000, pero sigo pensando que el aspecto más importante es moverse. Si puedes desafiar a tu cuerpo, aumentar tu frecuencia cardiaca y hacer ejercicio de forma regular, verás mejoras en tus niveles de condición física y en tu salud en general.

La conexión no es negociable

Necesitamos conexión humana. Es un hecho. En el capítulo 1 destacamos la epidemia de la soledad y lo perjudicial que es para la salud física y mental. Como criaturas sociales, evolucionamos para vivir en grupos, y aunque en estos días no necesitamos a otros para conseguir alimento, refugio y seguridad ante los depredadores, todavía requerimos de otras personas para fortalecer el sentido de pertenencia, como apoyo social y, a menudo, como un vehículo para nuestro propósito. Por lo tanto, sentir una sensación de conexión tiene que ver por completo con nuestra salud como un todo, no solo con el bienestar emocional. No tienes que entablar una conversación larguísima, profunda y significativa, incluso las microinteracciones, como una charla mientras esperas el autobús o en la caja del supermercado, te ayudan a sentirte conectado. Aunque al principio parece incómodo, ten en cuenta que tendemos a subestimar cuánto les gustamos a los extraños después de una pequeña charla; ese fenómeno se llama «brecha de simpatía».[103]

Es genial si puedes ver a las personas cara a cara, pero a veces no es posible. Hablar por teléfono, incluso sobre cosas triviales como el clima, crea la sensación de ser aliado en este gran mundo lleno de males. Hay muchas maneras de comunicarse con las personas, pero ten cuidado con las redes sociales: las investigaciones dicen que dar «me gusta» de forma pasiva a las publicaciones o desplazarse sin interacción conduce a un estado de ánimo deprimido y sentimientos de insuficiencia. Usa estas increíbles herramientas tecnológicas para bien y conéctate con amigos, familiares o gente con intereses comunes de forma genuina. Sea lo que sea lo que te guste y por muy abstracto que sea, siempre habrá una página para eso. Garantizado.

Conexión con el mundo animal y vegetal

Sé que quizá no sea muy imparcial en este tema porque me encantan los animales, pero hay datos que muestran que el tiempo que pasamos con las criaturas nos ayuda a sentirnos conectados con otro ser vivo. Para quienes aman a los felinos, los estudios e investigaciones demuestran que los ronroneos ayudan a reducir los niveles de estrés al activar nuestro sistema nervioso parasimpático innato de descanso y digestión.[104] De hecho, ¡existen hoy festivales donde la gente se reúne para ver vídeos de gatos! Se ha demostrado que quienes vemos vídeos de gatos en nuestro tiempo libre nos sentimos más positivos en general y tenemos más energía.[105] Pero más que nada, los animales nos dan una sensación de conexión. Entonces, si por alguna razón no puedes conectarte con las personas, piensa en pasar tiempo con otras criaturas vivas: gatos, perros, reptiles, ¡lo que sea! Me atrevería a decir que incluso cuidar plantas crea una sensación de calma, ya que las investigaciones demuestran que interactuar con las plantas de interior reduce el estrés.[106]

Cultiva la gratitud todos los días

Mi pareja y yo hacemos esto todas las noches, pero tú puedes practicar la gratitud en cualquier momento del día. Es útil usar este ejercicio a la misma hora todos los días, para que se convierta en un hábito. En el campo de la psicología positiva, una gran cantidad de investigaciones han concluido que cultivar un firme sentido de la gratitud mejora el bienestar y nos da una perspectiva más amplia de la vida.[107] Esta técnica es tan fácil que cuesta creer que de verdad funcione, pero sugiero esto con frecuencia a mis pacientes, y cuando me comunico con ellos meses después, sus puntos de vista han cambiado. De forma tradicional, los psicólogos y terapeutas sugieren que pienses en tres cosas por las que estás agradecido: no tienen que ser grandes acontecimientos positivos, como tener un hijo o conseguir un nuevo trabajo, sino las pequeñas cosas de la vida. Mi pareja y yo enumeramos cinco cosas, ya que las dos primeras siempre son las mismas: el uno para el otro y la familia. Pero, por lo demás, los aspectos del día por los que estamos agradecidos son pequeños, como un agradable paseo por el parque o un cumplido en el trabajo. Puedes dar gracias por cualquier cosa, ya que este método es una forma de volver a entrenar tu cerebro para ver lo bueno de la vida. Como hemos visto en el capítulo 4, estamos programados para buscar en el entorno amenazas para nuestra supervivencia, así que hay que esforzarse un poco para notar los aspectos positivos. Pero están ahí, por pequeños que sean.

Por qué no tienes que amarte a ti primero...

Pero tampoco esperar a hacer todo esto para poder amarte a ti mismo. Conozco a muchas personas que sienten que no pueden actuar hasta que «se amen primero a sí mismos». Esta idea, promovida por gente aparentemente bien intencionada, deja a los individuos aislados, solos y atrapados esperando a que llegue el día mágico en que experimenten el amor propio. Pero si no te mostraron amor incondicional en los primeros años de vida, amarte a ti mismo puede ser muy difícil, ya que no tienes un modelo para ese amor (consulta el capítulo 8). Te lo digo desde

un lugar de compasión y experiencia: amarte a ti mismo primero no es el amor más grande de todos; es el mito más grande
de todos. La terapia, el asesoramiento o permitir que alguien te
ame primero ayuda mucho. Así que, por favor, no esperes para
comenzar este proceso, ya que al trabajar en él estarás demos-
trándote amor, incluso antes de que lo sientas.

... pero puedes empezar a ser amable contigo mismo
¡y mantenerte joven!

No cuesta nada ser amable, bueno, nada en términos de dinero
en efectivo, pero a muchas personas les resulta difícil ser amables consigo mismas mucho más que mostrar generosidad y
compasión para con los demás. Si aún no estás alcanzando a
practicar el amor propio, es útil empezar a trabajar la bondad hacia ti mismo, ya que algunas investigaciones fascinantes sugieren que puede hacer retroceder el reloj y mantenernos jóvenes.
Un estudio analizó la longitud de los telómeros (un marcador
del envejecimiento biológico) en grupos de personas que practicaban una meditación de bondad amorosa similar a la de la
página 197 y en personas que no lo hacían. Los investigadores
concluyeron que la gente que practicaba ese tipo de amabilidad
tenía una longitud relativa de telómeros más larga que el grupo
de control (los telómeros se acortan con la edad y se asocian con
una mortalidad más temprana).[108] Por lo tanto, desarrollar un
sentido de la amabilidad con uno mismo es fundamental para
mi receta, incluso en los días en que no te soportas.

LA VIDA ES UN MARATÓN, NO UNA CARRERA DE VELOCIDAD, PERO TIENES QUE ESTAR EN LA PISTA

A medida que llegamos al final de nuestro tiempo juntos, quiero animarte encarecidamente a usar lo que has aprendido y saltar al abismo desconocido, que suele ser menos aterrador de lo que pensamos. Incluso si descubres más Micro Ts, ahora tendrás un arsenal de herramientas, anticuerpos emocionales y habilidades para afrontar lo que la vida te ponga por delante. Pero si te sientes un poco nervioso ante todo ello, he aquí un último ejercicio.

Ejercicio: El diario de «¡Casi me lo pierdo!»

¿Alguna vez has reflexionado sobre la semana que acaba de pasar y no has podido recordar nada notable? Si estamos metidos en nuestra cabeza de manera constante, nos perdemos mucho de lo que ofrece la vida. Mi sugerencia es implicarse en el mundo durante una semana escribiendo un diario de «¡Casi me lo pierdo!». Ahí apuntarás las cosas que te habrías perdido si hubieras estado muy ensimismado en el agujero negro de tus pensamientos. A menudo se trata de sucesos pequeños, mundanos, pero fascinantes, como la luz del sol en un día nublado, un momento tierno entre una madre y su hijo en un café (que estaban en la mesa de al lado), los colores de un pájaro que ves por la ventana o cualquiera de la gran cantidad de cosas pequeñas que hacen que la vida sea interesante.

La vida va de las cosas pequeñas, ya sea un Micro T o encontrar momentos mágicos en lo cotidiano. Nosotros elegimos a qué nos aferramos y qué soltamos.

Escribe tu diario.

Consejos de la doctora Meg para para desarrollar una vida en la que florezcas

1. ¿Qué te hace sentir más vivo?
2. Si no puedes cambiar algo en tu vida, ¿de qué manera puedes hacer las paces con eso?
3. Si no es ahora, ¿cuándo?

Nota final...

Quiero agradecerte por acompañarme en esta cruzada de Micro Ts. Una de las razones por las que he escrito este libro fue para permitir que más personas se sientan vistas, y tú puedes ayudar con eso. Si te sientes cómodo, comparte tus Micro Ts conmigo y con otros agregando los *hashtags* #tinyt #microt o #traumacontminuscula en @tinytraumasbook o en mi cuenta @drmegarroll de Instagram. Cuanta más luz arrojemos sobre los Micro Ts, más fácil será hablar de este tipo de traumas de bajo grado, pero insidiosos, y procesarlos. Gracias de nuevo y te deseo todo lo mejor en tu viaje.

Agradecimientos

Cuando le conté mi idea para el libro *Microtraumas* a mi increíble agente Dorie, estábamos tomando té en The Wolseley, en Piccadilly, el tipo de restaurante del viejo mundo que podría ser un escenario de *Harry Potter*. Sin duda, era justo como imaginaba que sería Londres cuando era niña. Menciono esto porque se me aceleró el corazón cuando vi que los ojos de mi querida agente brillaban un poco más después de mencionar este tipo de trauma acumulativo que a menudo se ignora y se considera que «no es lo bastante malo» como para merecer cuidado y atención. Acabábamos de empezar a trabajar juntas, y fue en ese momento, en un entorno tan cinematográfico, cuando supe que mi instinto había dado en el clavo: el mundo necesitaba saber sobre el Micro T. Por lo tanto, quiero agradecer desde el fondo de mi corazón lo increíble que es mi agente literaria, Dorie Simmonds, por creer en mí y en el Micro T. Tal vez gané la guerra de las comas, pero lucharemos juntas contra la epidemia mundial de problemas de salud mental.

En igualdad de condiciones de apoyo y aliento están mis dos chicos pelirrojos, Neil Mordey y Boobah, quienes me proporcionaron pruebas en tiempo real sobre mi hipótesis de «no tienes que amarte a ti mismo primero» y demostraron que innumerables abrazos y verdadero amor, de hecho, pueden devolverle la vida a un alma marchita. Eres mi mundo #sofronge. Sería un error no incluir a mi mejor amiga Tessa Lacey: eres una inspiración diaria para mí y, como Neil y Ginge, eres el faro que me guía a casa en medio de aguas agitadas. Y, bueno, voy a agradecer también a mi hermana mayor Amy Roy que me mantenga conectada a la nostalgia de la década de los ochenta las veinticuatro horas. La verdad, ¿qué haría sin veinte memes retro al día?

Hay muchas otras personas a las que quiero ofrecer mi más sincero agradecimiento, incluidas Lydia Good y el equipo de Thorsons y Harper-Collins, todos los increíbles periodistas de salud a quienes me siento afortunada de llamar amigos, mi anterior coautora Louise Atkinson (quien me enseñó cómo matar al demonio del detalle excesivo), y los profesionales de la comunicación Mars Webb y Julia Champion por su ayuda en la difusión del Micro T. A mi supervisora, la doctora Siobhain O'Riordan: ¡me inclino ante su conocimiento enciclopédico de la psicología del *coaching*!, pero también valoro mucho su cálido y alentador estilo de apoyo, que me ha ayudado en muchas más áreas de la vida aparte del trabajo. También en este sentido, David Smith, mi terapeuta personal, me ha animado y guiado verdaderamente en este viaje. Gracias.

Hablando de motivación: Jennifer Kennedy, no tengo idea de cómo haces para saber qué decir siempre, pero eres, con mucho, ¡la mejor animadora de todos los tiempos! También quiero agradecer a la amiga de la familia, Charlotte Smyth, que conoció a aquella chica desaliñada y bastante tímida cuando vivíamos en el desierto... Me has apoyado de muchas maneras (¡por lo general, acompañada de un pastel!); sin duda eres mi «familia adquirida».

Quiero hablarle al mundo sobre mi adorable padre, Graham Kinghorn Arroll, a quien la primera ola de covid-19 nos arrebató. Me dolió mucho que murieras justo cuando te estaba yendo tan bien, después de tantos años difíciles. Más que para nadie, este libro es para ti y en honor al amor inquebrantable e incondicional que siempre me diste. Sufriste mucho, pero espero de todo corazón que por medio de tus batallas yo pueda arrojar luz sobre el alcance completo de los desafíos de la salud mental. Te quiero, papá.

Por último, para todos los que han sido ignorados, estigmatizados, marginados y maltratados en lo que respecta a su salud mental, recuerda: tu experiencia vivida y la constelación de Micro Ts es tan única como tú, pero no estás solo. Hablemos tanto del Micro T que ya no puedan barrerlo debajo de la alfombra y allanemos el camino para una mejor comprensión y tratamiento del espectro que es la salud mental.

Notas

1 Holmes, T. H. y Rahe, R. H. «The social readjustment rating scale», *Journal of Psychosomatic Research*, 11(2) (1967), pp. 213-218.

2 Lackner, J. M., Gudleski, G. D. y Blanchard, E. B. «Beyond abuse: The association among parenting style, abdominal pain, and somatization in IBS patients», *Behaviour Research and Therapy*, 42(1) (2004), pp. 41-56.

3 Bretherton, I. «The origins of attachment theory: John Bowlby and Mary Ainsworth», *Developmental Psychology*, 28(5) (1992), p. 759.

4 De Schipper, J. C., Oosterman, M. y Schuengel, C. «Temperament, disordered attachment, and parental sensitivity in foster care: Differential findings on attachment security for shy children», *Attachment & Human Development*, 14(4) (2012), pp. 349-365.

5 Si no has visto *Un experto en diversión* o, de hecho, todo el catálogo de películas de John Hughes, ¡entonces deja de leer este libro de inmediato y ve a tu servicio de *streaming*! Se encuentran muchos ejemplos de Micro Ts en películas de la década de 1980...

6 Passmore, H. A., Lutz, P. K. y Howell, A. J. «Eco-anxiety: A cascade of fundamental existential anxieties», *Journal of Constructivist Psychology* (2022), pp. 1-16, DOI: 10.1080/10720537.2022.2068706.

7 Seligman, M. E. *The Hope Circuit: A Psychologist's Journey from Helplessness to Optimism*, Hachette UK, 2018.

8 Layard, P. R. G. y Layard, *La Felicidad: Lecciones de una nueva ciencia*, Taurus, 2005.

9 Agarwal, S. K., Chapron, C., Giudice, L. C., Laufer, M. R., Leyland, N., Missmer, S. A., Singh, S. S. y Taylor, H. S. «Clinical diagnosis of endometriosis: A call to action», *American Journal of Obstetrics and Gynecology*, 220(4) (2019), pp. 351-361.

10 Chen, E. H., Shofer, F. S., Dean, A. J., Hollander, J. E., Baxt, W. G., Robey, J. L., Sease, K. L. y Mills, A. M. «Gender disparity in analgesic treatment of emergency department patients with acute abdominal pain», *Academic Emergency Medicine,* 15(5) (2008), pp. 414-418.

11 Diener, E., Seligman, M. E., Choi, H. y Oishi, S. «Happiest people revisited», *Perspectives on Psychological Science*, 13(2) (2018), pp. 176-184.

12 Brickman, P., Coates, D. y Janoff-Bulman, R. «Lottery winners and accident victims: Is happiness relative?», *Journal of Personality and Social Psychology*, 36(8) (1978), p. 917.

13 Kraft, T. L. y Pressman, S. D. «Grin and bear it: The influence of manipulated facial expression on the stress response», *Psychological Science*, 23(11) (2012), pp. 1372-1378.

14 Wilkes, C., Kydd, R., Sagar, M. y Broadbent, E. «Upright posture improves affect and fatigue in people with depressive symptoms», *Journal of Behavior Therapy and Experimental Psychiatry*, 54 (2017), pp. 143-149.

15 Keyes, C. L. «The mental health continuum: From languishing to flourishing in life», *Journal of Health and Social Behavior* (2002), pp. 207-222.

16 Affleck, W., Carmichael, V. y Whitley, R. «Men's mental health: Social determinants and implications for services», *The Canadian Journal of Psychiatry*, 63(9) (2018), pp. 581-589.

17 Verificar permisos en: Lomas, T. «Towards a positive crosscultural lexicography: Enriching our emotional landscape through 216 'untranslatable' words pertaining to well-being», *The Journal of Positive Psychology* (2016), pp. 1-13. DOI: 10.1080/17439760.2015.1127993

18 Jiang, T., Cheung, W. Y., Wildschut, T. y Sedikides, C. «Nostalgia, reflection, brooding: Psychological benefits and autobiographical memory functions», *Consciousness and Cognition*, 90 (2021). DOI: 10.1016/j.concog.2021.103107.

19 Cheung, W. Y., Wildschut, T., Sedikides, C., Hepper, E. G., Arndt, J. y Vingerhoets, A. J. «Back to the future: Nostalgia increases optimism», *Personality and Social Psychology Bulletin*, 39(11) (2013), pp. 1484-1496.

20 Sedikides, C., Leunissen, J. y Wildschut, T. «The psychological benefits of music-evoked nostalgia», *Psychology of Music* (2021). DOI: 10.1177/03057356211064641.

21 Cheung, W. Y., Hepper, E. G., Reid, C. A., Green, J. D., Wildschut, T. y Sedikides C. «Anticipated nostalgia: Looking forward to looking back», *Cognition and Emotion*, 34(3) (2020), pp. 511-525, DOI: 10.1080/02699931.2019.1649247.

22 Vervliet, B. y Boddez, Y. «Memories of 100 years of human fear conditioning research and expectations for its future», *Behaviour Research and Therapy*, 135 (2020), pp. 1-9.

23 Pittman, C. M. y Karle, E. M. *Rewire Your Anxious Brain: How to Use the Neuroscience of Fear to End Anxiety, Panic, and Worry*, New Harbinger Publications, 2015.

24 Rozlog, L. A., Kiecolt Glaser, J. K., Marucha, P. T., Sheridan, J. F. y Glaser, R. «Stress and immunity: Implications for viral disease

and wound healing», *Journal of Periodontology*, 70(7) (1999), pp. 786-792.

25 Scholey, A., Haskell, C., Robertson, B., Kennedy, D., Milne, A. y Wetherell, M. «Chewing gum alleviates negative mood and reduces cortisol during acute laboratory psychological stress», *Physiology & Behavior*, 97(3-4) (2009), pp. 304-312.

26 Gallup, A. C. y Eldakar, O. T. «The thermoregulatory theory of yawning: What we know from over 5 years of research», *Frontiers in Neuroscience*, 6 (2013), p. 188.

27 DeBoer, L. B., Powers, M. B., Utschig, A. C., Otto, M. W. y Smits, J. A. «Exploring exercise as an avenue for the treatment of anxiety disorders», *Expert Review of Neurotherapeutics*, 12(8) (2012), pp. 1011-1022.

28 Powers, M. B., Asmundson, G. J. y Smits, J. A. «Exercise for mood and anxiety disorders: The state-of-the science», *Cognitive Behaviour Therapy*, 44(4) (2015), pp. 237-239.

29 Stonerock, G. L., Hoffman, B. M., Smith, P. J., y Blumenthal, J. A. «Exercise as Treatment for Anxiety: Systematic Review and Analysis», *Annals of Behavioral Medicine: a publication of the Society of Behavioral Medicine*, vol. 49,4 (2015): 542-556. DOI: 10.1007/s12160-014-9685-9.

30 Abramowitz, J. S., Deacon, B. J. y Whiteside, S. P., *Exposure Therapy for Anxiety: Principles and Practice*, Guilford Publications, 2019.

31 Burcaş, S. y Crețu, R. Z. «Perfectionism and neuroticism: Evidence for a common genetic and environmental etiology», *Journal of Personality*, 89(4) (2021), pp. 819-830.

32 Lopes, B. y Yu, H. «Who do you troll and why: An investigation into the relationship between the Dark Triad Personalities and online trolling behaviours towards popular and less popular Facebook profiles», *Computers in Human Behavior*, 77 (2017), pp. 69-76.

33 Avast Press, 2021. *Avast Foundation survey reveals trolling becoming an accepted behaviour for younger generations.* Consultado el 29 de mayo de 2022 en https://press.avast.com/en-gb/avast-foundation -survey-revealstrolling-becoming-an-accepted-behaviour-foryounger generations?ga=2.256764171.1422491308.1638966148-98958 3476.1638875314.

34 Cheng, J., Bernstein, M , Danescu-Niculescu-Mizil, C. y Leskovec, J. «Anyone can become a troll: Causes of trolling behavior in online discussions», en Proceedings of the 2017 ACM Conference on Computer Supported Cooperative Work and Social Computing (febrero de 2017), pp. 1217-1230.

35 Suler, J. «The online disinhibition effect», *International Journal of Applied Psychoanalytic Studies,* 2(2) (2005), pp. 184-188.

36 Rosenbaum, D. A., Fournier, L. R., Levy-Tzedek, S., *et al.* «Sooner rather than later: Precrastination rather than procrastination», *Current Directions in Psychological Science,* 28(3) (2019), pp. 229-233, DOI: 10.1177/0963721419833652.

37 Wiehler, A., Branzoli, F., Adanyeguh, I., Mochel, F. y Pessiglione, M. «A neuro-metabolic account of why daylong cognitive work alters the control of economic decisions», *Current Biology,* 32(16) (2022) pp. 35643575.e5. DOI: 10.1016 /j.cub.2022.07.010.

38 STEM es un acrónimo en inglés que se refiere a los campos de la ciencia, tecnología, ingeniería y matemáticas.

39 Sakulku, J. «The impostor phenomenon», *The Journal of Behavioral Science,* 6(1) (2011), pp. 75-97.

40 Gravois, J. «You're not fooling anyone», *Chronicle of Higher Education,* 54(11) (2007).

41 Bernard, D. L., Hoggard, L. S. y Neblett, E. W. Jr. «Racial discrimination, racial identity, and impostor phenomenon: A profile approach», *Cultural Diversity and Ethnic Minority Psychology*, 24(1), (2018), pp. 51-61.

42 Cokley, K., Awad, G., Smith, L. *et al.* «The roles of gender stigma consciousness, impostor phenomenon and academic self-concept in the academic outcomes of women and men», *Sex Roles*, 73 (2015), pp. 414-426; https://doi.org/10.1007 /s11199-015-0516-7.

43 Bravata, D. M., Watts, S. A., Keefer, A. L., Madhusudhan, D. K., Taylor, K. T., Clark, D. M. y Hagg, H. K. «Prevalence, predictors, and treatment of impostor syndrome: A systematic review», *Journal of General Internal Medicine*, 35(4) (2020), pp. 1252-1275.

44 Sue, D. W. *Microaggressions in Everyday Life: Race, Gender, and Sexual Orientation*, John Wiley & Sons, 2010.

45 Feiler, D. y Müller-Trede, J. «The one that got away: Overestimation of forgone alternatives as a hidden source of regret», *Psychological Science*, 33(2) (2022), pp. 314-324.

46 Carney, D. R., Cuddy, A. J. y Yap, A. J. «Power posing: Brief nonverbal displays affect neuroendocrine levels and risk tolerance», *Psychological Science*, 21(10) (2010), pp. 1363-1368.

47 Kerr, M. y Charles, N. «Servers and providers: The distribution of food within the family», *The Sociological Review*, 34(1) (1986), pp. 115-157.

48 Evers, C., Marijn Stok, F. y de Ridder, D. T. «Feeding your feelings: Emotion regulation strategies and emotional eating», *Personality and Social Psychology Bulletin*, 36(6) (2010), pp. 792-804.

49 10 = Muriendo de hambre (débil, mareado); 9 = Voraz (irritable, con poca energía); 8 = Muy hambriento (ruidos de estómago, preocupado por la comida); 7 = Un poco hambriento (pensando en comida); 6 = Neutral (ni hambriento ni lleno); 5 = Un poco lleno (satisfecho de forma agradable); 4 = Lleno (algo incómodo); 3 = Muy lleno (hinchado, la ropa aprieta); 2 = Demasiado lleno (muy

hinchado y con un poco de náuseas); 1 = Lleno hasta el dolor (sensación de querer vomitar, dolor, casi congestión alimentaria).

50 Parker, G., Parker, I. y Brotchie, H. «Mood state effects of chocolate», *Journal of Affective Disorders*, 92(2) (2006), pp. 149-159.

51 Cota, D., Tschöp, M. H., Horvath, T. L. y Levine, A. S. «Cannabinoids, opioids and eating behavior: The molecular face of hedonism?», *Brain Research Reviews*, 51(1) (2006), pp. 85-107.

52 Brouwer, Amanda M. y Mosack, Katie E. «Motivating healthy diet behaviors: The self-as-doer identity», *Self and Identity*, 14(6) (2015), p. 638.

53 Skorka-Brown, J., Andrade, J., Whalley, B. y May, J. «Playing Tetris decreases drug and other cravings in real world settings», *Addictive Behaviors*, 51 (2015), pp. 165-170.

54 Hung, I. W. y Labroo, A. A. «From firm muscles to firm willpower: Understanding the role of embodied cognition in self-regulation», *Journal of Consumer Research*, 37(6) (2011), pp. 1046-1064.

55 Por favor, discúlpame porque ¡estas son versiones muy simplificadas de historias complejas e intrincadas!

56 Stein, H., Koontz, A. D., Allen, J. G., Fultz, J., Brethour, J. R., Allen, D., Evans, R. B. y Fonagy, P. «Adult attachment questionnaires: Disagreement rates, construct and criterion validity», Topeka, Kansas, The Menninger Clinic Research Dept, 2000.

57 Cohen, S., Janicki-Deverts, D., Turner, R. B. y Doyle, W. J. «Does hugging provide stress-buffering social support? A study of susceptibility to upper respiratory infection and illness», *Psychological Science*, 26(2) (2015), pp. 135-147.

58 Hodgson, K., Barton, L., Darling, M., Antao, V., Kim, F. A. y Monavvari, A. «'Pets' impact on your patients' health: Leveraging benefits and mitigating risk», *The Journal of the American Board of Family Medicine*, 28(4) (2015), pp. 526-534.

59 Parrott, W. G. y Smith, R. H. «Distinguishing the experiences of envy and jealousy», *Journal of Personality and Social Psychology*, 64(6) (1993), p. 906.

60 Dunbar, R. *How Many Friends Does One Person Need? Dunbar's Number and Other Evolutionary Quirks*, Faber & Faber, 2010.

61 Grusec, J. E. «Social learning theory and developmental psychology: The legacies of Robert R. Sears and Albert Bandura», en R. D. Parke, P. A. Ornstein, J. J. Rieser y C. Zahn-Waxler (eds.), *A Century of Developmental Psychology*, American Psychological Association, 1994, pp. 473-497.

62 McGill, J. M., Burke, L. K. y Adler-Baeder, F. «The dyadic influences of mindfulness on relationship functioning», *Journal of Social and Personal Relationships*, 37(12) (2020), pp. 2941-2951.

63 Cunnington, D., Junge, M. F. y Fernando, A. T. «Insomnia: Prevalence, consequences and effective treatment», *The Medical Journal of Australia*, 199(8) (2013), S36-40. DOI: 10.5694/mja13.10718.

64 Hirshkowitz, M., Whiton, K., Albert, S. M., Alessi, C., Bruni, O., DonCarlos, L., Hazen, N., Herman, J., Katz, E. S., Kheirandish-Gozal, L. y Neubauer, D. N. «National Sleep Foundation's sleep time duration recommendations: Methodology and results summary», *Sleep Health*, 1(1) (2015), pp. 40-43.

65 Herzog-Krzywoszanska, R. y Krzywoszanski, L. «Bedtime procrastination, sleep-related behaviors, and demographic factors in an online survey on a Polish sample», *Frontiers in Neuroscience* (2019), p. 963.

66 Sturm, R. y Cohen, D. A. «Free time and physical activity among Americans 15 years or older: Cross-sectional analysis of the American Time Use Survey», *Preventing Chronic Disease* (2019), p. 16.

67 Schulte, B. *Overwhelmed: How to Work, Love, and Play When No One Has the Time*, Macmillan, 2015.

68 Sjöström, S. «Labelling theory», en *Routledge International Handbook of Critical Mental Health*, Routledge, 2017, pp. 15-23.

69 Aron, E. N. *The Highly Sensitive Person: How to Thrive When the World Overwhelms You*, Nueva York, Harmony Books, 1997.

70 Lionetti, F., Aron, A., Aron, E. N., Burns, G. L., Jagiellowicz, J. y Pluess, M. «Dandelions, tulips and orchids: Evidence for the existence of low-sensitive, medium-sensitive and high-sensitive individuals», *Translational Psychiatry*, 8(1) (2018), pp. 1-11.

71 Domhoff, G. W. «The content of dreams: Methodologic and theoretical implications», *Principles and Practices of Sleep Medicine*, 4 (2005), pp. 522-534.

72 Cartwright, R. D. *The Twenty-four Hour Mind: The Role of Sleep and Dreaming in Our Emotional Lives*, Oxford University Press, 2010.

73 https://sleepeducation.org/sleep-caffeine/.

74 Schmidt, R. E., Courvoisier, D. S., Cullati, S., Kraehenmann, R. y Linden, M. V. D. «Too imperfect to fall asleep: Perfectionism, pre-sleep counterfactual processing, and insomnia», *Frontiers in Psychology*, 9 (2018), p. 1288.

75 Akram, U., Ellis, J. G. y Barclay, N. L. «Anxiety mediates the relationship between perfectionism and insomnia symptoms: A longitudinal study», *PloS one*, 10(10) (2015), p. e0138865.

76 Erikson, E. H. *Insight and Responsibility*, Norton, Levinson, D. J. *The Seasons of a Man's Life,* Knopf, 1994.

77 Kim, A. M., Tingen, C. M. y Woodruff, T. K. «Sex bias in trials and treatment must end», *Nature*, 465(7299) (2010), pp. 688-689.

78 Beery, A. K. y Zucker, I. «Sex bias in neuroscience and biomedical research», *Neuroscience & Biobehavioral Reviews*, 35(3) (2011), pp. 565-572.

79 Doherty, M. A. «Sexual bias in personality theory», *The Counseling Psychologist*, 4(1) (1973), pp. 67-75.

80 Jackson, M. *Broken Dreams: An Intimate History of the Midlife Crisis*, Reaktion Books, 2021.

81 Neugarten, B. L. «Time, age, and the life cycle», *The American Journal of Psychiatry*, 136 (1979), pp. 887-894.

82 Rook, K. S., Catalano, R. y Dooley, D. «The timing of major life events: Effects of departing from the social clock», *American Journal of Community Psychology* 17(2) (1989), pp. 233-258.

83 Shale, S. «Moral injury and the COVID-19 pandemic: Reframing what it is, who it affects and how care leaders can manage it», *BMJ Leader*, 4(4) (2020) pp. 224-227.

84 Panchal, S. y Jackson, E. «'Turning 30' transitions: Generation Y hits quarter-life», *The Coaching Psychologist*, 3(2) (2007), pp. 46-51.

85 O'Riordan, S., Palmer, S. y Panchal, S. «The bigger picture: Building upon the 'Developmental Coaching: Transitions Continuum'», *European Journal of Applied Positive Psychology*, 1(6) (2017), pp. 1-4.

86 Wels, H., Van der Waal, K., Spiegel, A. y Kamsteeg, F. «Victor Turner and liminality: An introduction», *Anthropology Southern Africa*, 34(1-2) (2011), pp. 1-4.

87 Oeppen, J. y Vaupel, J. W. «Broken limits to life expectancy», *Science*, 296(5570) (2002), pp. 1029-1031.

88 Rubinstein, H. R. y Foster, J. L. «'I don't know whether it is to do with age or to do with hormones and whether it is do with a stage in your life': Making sense of menopause and the body», *Journal of Health Psychology*, 18(2) (2013), pp. 292-307.

89 Hvas, L. «Menopausal women's positive experience of growing older», *Maturitas*, 54(3) (2006), pp. 245-251.

90 Hayes, S. C., Strosahl, K. D. y Wilson, K. G. (2011). *Acceptance and Commitment Therapy: The Process and Practice of Mindful Change* (2.ª ed.), Guilford Press, 2006.

91 Lee, J. y Smith, J. P. «Work, retirement, and depression», *Journal of Population Ageing*, 2(1) (2009), pp. 57-71.

92 James, J. B., Besen, E., Matz-Costa, C. y Pitt-Catsouphes, M. «Engaged as we age: The end of retirement as we know it», The Sloan Center on Aging and Work, *Issue Brief*, 24 (2010), pp. 1-20.

93 Chernev, A., Böckenholt, U. y Goodman, J. «Choice overload: A conceptual review and meta analysis», *Journal of Consumer Psychology*, 25(2) (2015), pp. 333-358.

94 Burnett, B. y Evans, D. *Designing Your Life: Build a Life that Works For You*, Random House, 2016.

95 Chepesiuk R. «Missing the dark: Health effects of light pollution», *Environmental Health Perspectives*, 117(1) (2009), A20-A27. https://doi.org/10.1289/ehp.117-a20.

96 Anglin, R. E., Samaan, Z., Walter, S. D. y McDonald, S. D. «Vitamin D deficiency and depression in adults: Systematic review and meta-analysis», *The British Journal of Psychiatry*, 202(2) (2013), pp. 100-107.

97 Callard, F. «Hubbub: Troubling rest through experimental entanglements», *The Lancet*, 384(9957) (2014), p. 1839.

98 Dalton-Smith, S. *Sacred Rest: Recover Your Life, Renew Your Energy, Restore Your Sanity*, FaithWords, 2017.

99 Piliavin, J. A. y Siegl, E. «Health benefits of volunteering in the Wisconsin longitudinal study», *Journal of Health and Social Behavior*, 48(4) (2007), pp. 450-464.

100 Global Wellness Institute (s. f.). Wellness Industry Statistics & Facts. Consultado el 29 de mayo de 2022 en https://globalwellnessinstitute.org/press-room/statistics-and-facts/#:~:text=The%20healthy%20eating%2C%20nutrition%2C%20%26,during%20the%20COVID%2D19%20pandemic.

101 Longo, V. D. y Anderson, R. M. «Nutrition, longevity and disease: From molecular mechanisms to interventions», *Cell*, 185(9) (2022), pp. 1455-1470.

102 Miller, J. C. y Krizan, Z. «Walking facilitates positive affect (even when expecting the opposite)», *Emotion*, 16(5) (2016), p. 775.

103 Boothby, E. J., Cooney, G., Sandstrom, G. M. y Clark, M. S. «The liking gap in conversations: Do people like us more than we think?», *Psychological Science*, 29(11) (2018), pp. 1742-1756.

104 Aganov, S., Nayshtetik, E., Nagibin, V. y Lebed, Y. «Pure purr virtual reality technology: Measuring heart rate variability and anxiety levels in healthy volunteers affected by moderate stress», *Archives of Medical Science*, 18(2) (2022), p. 336.

105 «Emotion regulation, procrastination, and watching cat videos online: Who watches Internet cats, why, and to what effect?», *Computers in Human Behavior*, 52 (2015), pp. 168-176.

106 Lee, M. S., Lee, J., Park, B. J. y Miyazaki, Y. «Interaction with indoor plants may reduce psychological and physiological stress by suppressing autonomic nervous system activity in young adults: A randomized crossover study», *Journal of Physiological Anthropology*, 34(1) (2015), pp. 1-6.

107 Wood, A. M., Froh, J. J. y Geraghty, A. W. «Gratitude and well-being: A review and theoretical integration», *Clinical Psychology Review*, 30(7) (2010), pp. 890-905.

108 Hoge, E. A., Chen, M. M., Orr, E., Metcalf, C. A., Fischer, L. E., Pollack, M. H., DeVivo, I. y Simon, N. M. «Loving-kindness meditation practice associated with longer telomeres in women», *Brain, Behavior, and Immunity*, 32 (2013), pp. 159-163.

«Para viajar lejos no hay mejor nave que un libro».

EMILY DICKINSON

Gracias por tu lectura de este libro.

En **penguinlibros.club** encontrarás las mejores recomendaciones de lectura.

Únete a nuestra comunidad y viaja con nosotros.

penguinlibros.club

Penguin
Random House
Grupo Editorial

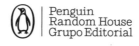 penguinlibros